U0333117

中国医学临床百家

江基尧 / 著

颅脑创伤
江基尧2016观点

TRAUMATIC BRAIN INJURY

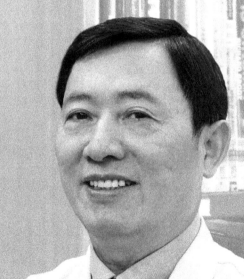

科学技术文献出版社
SCIENTIFIC AND TECHNICAL DOCUMENTATION PRESS

·北京·

图书在版编目（CIP）数据

颅脑创伤江基尧2016观点 / 江基尧著. —北京：科学技术文献出版社，
2016. 10

ISBN 978-7-5189-1907-9

Ⅰ. ①颅… Ⅱ. ①江… Ⅲ. ①颅脑损伤—诊疗 Ⅳ. ① R651.1

中国版本图书馆 CIP 数据核字（2016）第 215016 号

颅脑创伤江基尧2016观点

策划编辑：孔荣华 责任编辑：巨娟梅 李 丹 责任校对：赵 瑷 责任出版：张志平

出　版　者	科学技术文献出版社	
地　　　址	北京市复兴路15号　邮编　100038	
编　务　部	（010）58882938，58882087（传真）	
发　行　部	（010）58882868，58882874（传真）	
邮　购　部	（010）58882873	
官方网址	www.stdp.com.cn	
发　行　者	科学技术文献出版社发行　全国各地新华书店经销	
印　刷　者	虎彩印艺股份有限公司	
版　　　次	2016 年 10 月第 1 版　2016 年 10 月第 1 次印刷	
开　　　本	880×1230　1/32	
字　　　数	101千	
印　　　张	6　彩插4面	
书　　　号	ISBN 978-7-5189-1907-9	
定　　　价	88.00元	

序

Foreword

韩启德

　　欧洲文艺复兴后，以维萨利发表《人体构造》为标志，现代医学不断发展，特别是从 19 世纪末开始，随着科学技术成果大量应用于医学，现代医学发展日新月异，发生了根本性的变化。

　　在过去的一个世纪里，我国现代化进程加快，现代医学也急起直追。但由于启程晚，经济社会发展落后，在相当长时期里，我国的现代医学远远落后于发达国家。记得 20 世纪 50 年代，我虽然生活在上海这个最发达的城市里，但是母亲做子宫切除术还要到全市最高级的医院才能完成；我患猩红热继发严重风湿性心包炎，只在最严重昏迷时用过一点青霉素。20世纪60~70年代，我从上海第一医学院毕业后到陕西农村基层工作，在很多时候还只能靠"一根针，一把草"治病。但是改革开放仅仅30多年，我国现代医学的发展水平已经接近发达国家。可以说，世界上所有先进的诊疗方法，中国的医生都能做，有的还做得更好。更为可喜的是，近年来我国医学界开始取得越来越多的原创性成果，在某些点上已经处于世界领先地位。中国医生已经不再盲从发达国家的疾病诊疗指南，而能根据我们自己的经验和发现，根据我国自己的实际情况制定临床标准和规范。我们越来越有自己的东西了。

要把我们"自己的东西"扩展开来，要获得越来越多"自己的东西"，就必须加强学术交流。我们一直非常重视与国外的学术交流，第一时间掌握国外学术动向，越来越多地参与国际学术会议，有了"自己的东西"也总是要在国外著名刊物去发表。但与此同时，我们更需要重视国内的学术交流，第一时间把自己的创新成果和可贵的经验传播给国内同行，不仅为加强学术互动，促进学术发展，更为学术成果的推广和应用，推动我国医学事业发展。

我国医学发展很不平衡，经济发达地区与落后地区之间差别巨大，先进医疗技术往往只有在大城市、大医院才能开展。在这种情况下，更需要采取有效方式，把现代医学的最新进展以及我国自己的研究成果和先进经验广泛传播开去。

基于以上考虑，科学技术文献出版社精心策划出版《中国医学临床百家》丛书。每本书涵盖一种或一类疾病，由该疾病领域领军专家撰写，重点介绍学术发展历史和最新研究进展，并提供具体临床实践指导。临床疾病上千种，丛书拟以每年百种以上规模持续出版，高时效性地整体展示我国临床研究和实践的最高水平，不能不说是一个重大和艰难的任务。

我浏览了丛书中已经完稿的几本书，感觉都写得很好，既全面阐述有关疾病的基本知识及其来龙去脉，又介绍疾病的最新进展，包括作者本人及其团队的创新性观点和临床经验，学风严谨，内容深入浅出。相信每一本都保持这样质量的书定会受到医学界的欢迎，成为我国又一项成功的优秀出版工程。

《中国医学临床百家》丛书出版工程的启动，是我国现代医学百年进步的标志，也必将对我国临床医学发展起到积极的推动作用。衷心希望《中国医学临床百家》丛书的出版取得圆满成功！

是为序。

2016 年 5 月

作者简介

江基尧，教授、主任医师、博士生导师。国务院特殊津贴专家、国家卫生计生委有突出贡献中青年专家。上海市颅脑创伤研究所所长、上海交通大学医学院附属仁济医院首席专家。担任世界神经外科医师联盟（WFNS）执委、国际神经创伤大会（INTS）主席（第10任）、中华医学会创伤学分会候任主任委员、中国医师协会神经外科医师协会副会长、中华医学会神经外科学分会常委、《中华创伤杂志》副总编辑、《Chinese Journal of Traumatology》副主编、美国《Journal of Neurotrauma》编委等。

江基尧教授是国内外知名颅脑创伤专家，从事颅脑创伤临床救治与应用基础研究 30 余年。成功抢救了 4000 余例颅脑创伤患者。牵头制定并发表《中国颅脑创伤外科手术指南》《中国颅脑创伤病人脑保护药物治疗指南》和《中国颅脑创伤颅内压监测专家共识》等 10 个有关颅脑创伤诊治的中国专家共识。主编《现代颅脑损伤学》（第 1 ~ 3 版）和《颅脑创伤临床救治指南》（第 1 ~ 4 版）等已经成为我国颅脑创伤诊治重要工具书。以第一作者和通讯作者在 Neurosurgery 等国际知名神经外科杂志发表论著 60 余篇，影响因子 > 200 分，被引证 1300 余次。受邀为 LANCET NEUROLOGY 撰写中国颅脑创伤的评论性文章。培养博士后、博士和硕士研究生 40 余名。荣获国家科技进步二等奖 2 项（排名第 1，第 2）、上海市科技进步一等奖（排名第 1）、教育部科技进步一等奖（排名第 1）。荣获中国科协（香港）求是杰出青年奖、国际神经损伤协会杰出贡献 Teasdale 奖、上海市科技精英、上海市领军人才、上海市银蛇奖等。

前言
Preface

目前，颅脑创伤仍然是威胁人类生命的主要疾患之一，是神经外科的医护人员和研究人员长期为之奋斗的目标和必须面对的重要课题。2015 年我国官方统计数据显示：创伤是导致国人死亡的第 5 位原因。根据世界卫生组织（WHO）预测，到 2020 年创伤和意外死亡将进一步上升，成为导致人类死亡的第 3 位原因。自从 2011 年 5 月 1 日，我国实行"酒驾入刑"以来，由车祸导致的创伤和颅脑创伤有所下降。但是，由于我国道路交通设施尚不够完善，特别是交通欠发达地区的机动车和电动车等交通工具的数量迅猛增加，而相应的驾驶员和行人遵守交通规则的意识并未随之提高。道路交通事故已经成为我国颅脑创伤发生的首要原因。

经过国内外神经外科医护人员和研究人员的不懈努力，尤其是在近年来医学技术与研究理论飞速发展的影响下，全球颅脑创伤患者的救治水平有了显著提高，致死致残率明显下降。这些因素包括：颅脑创伤发病机制认识的不断深入、外科手术方法的改进、神经外科重症监护病房（neurosurgical intensive care unit, NICU）的建立、CT 和 MRI 影像技术的普及、脑和其他重要脏器的连续动态监测、临床护理水平的提高、前瞻性随机双盲多中心临床对照研究的开展、规范化临床诊疗方案的实施、颅脑创伤救治指南和专家共识的发布与应用等。对欧美发达国家重型颅脑创伤（格拉斯哥昏迷评分≤8分）的病死率已降至 30% 以下。2010 年，Stein 医师回顾性分析了 1880—2010 年全世界发表的关于重型颅脑创伤患者预后的 SCI 论文，结果显示：全球 14 万余例重型颅脑创伤患者的病死率从

19世纪80年代的70%下降至目前的30%左右；2014年报道的中国颅脑创伤数据库显示，47家医院11 937例重型颅脑伤患者（格拉斯哥昏迷评分≤8分）的病死率已经降至27.23%，不良预后率（死亡＋植物生存＋重残率）为53.17%。全球资料和中国数据充分说明了，通过临床医护人员的不懈努力，提高重型颅脑创伤患者的救治成功率是切实可行的。

近十年来，我国颅脑创伤患者的临床诊治情况确实取得了长足进步，主要因素包括：①绝大多数县级医院都已经购置了CT扫描仪，为第一时间准确掌握颅脑创患者的颅内损伤范围和程度提供了最重要资料；②随着医护工作者临床技能的提高，县级医院外科医师也具备了开展颅脑创伤急诊手术的技能，为颅脑创伤患者的及早诊治赢得了宝贵时间，使大批危重颅脑创伤患者能在受伤后第一时间得到有效诊断、抢救和治疗；③ NICU的建立和颅内压（intracranial pressure，ICP）监测技术逐步应用；④颅脑创伤救治规范化的普及推广等。当然，我国重型颅脑创伤患者的救治水平与国际先进水平仍有一定差距，国内发达地区与欠发达地区的救治水平也存在较大差距。我国颅脑创伤诊治水平还存在亟待提高的问题，主要包括：①临床医护人员对颅脑创伤患者的诊治不够重视。②重型颅脑创伤患者的抢救设备和监护仪器陈旧，有些基层医院尚未能配置 CT 和 NICU。③有些小型医院甚至没有神经外科专科医生，不具备危重伤员的抢救设备和条件，盲目收治严重颅脑创伤患者，使严重颅脑创伤患者无法在伤后第一时间得到有效诊治，耽误了有效的抢救时间，增加了患者的死残率。④我国颅脑创伤患者的现场抢救与转运、急诊室抢救和处理、手术指征和方案、术后监护和护理、脑水肿防治和颅内高压处理、脑保护药物选择、并发症防治和康复措施等诸多环节尚存在不足，缺乏规范化和科学性。

加强颅脑创伤患者救治的规范化和科学性是各国神经外科医师所共同关注的问题。近十年来，发达国家大多数医院的神经外科医师都在严格遵守相应的救治指南，并取得了良好的治疗效果。我和我的团队编写出版了《颅脑创伤临床救治指南》第 1～4 版，受到我国从事颅脑创伤救治工作临床医师的广泛好评。2008 年以来，我牵头制定、全国数百名专家参加修订的《中国颅脑创伤病人脑保护药物治疗指南》《中国颅脑创伤外科手术指南》《颅脑创伤去骨瓣减压术中国专家共识》《中国颅脑创伤颅内压监测专家共识》《颅脑创伤后脑积水诊治中国专家共识》《颅脑创伤长期昏迷诊治中国专家共识》等，相继发表在《中华神经外科杂志》，极大地推动了我国颅脑创伤诊治技术走向规范化和科学化。

毋庸置疑，重型颅脑创伤的临床治疗是个长期复杂的难题，不可能在短期内取得突破性进展。发表在世界顶级临床医学杂志《新英格兰医学杂志》《柳叶刀》上的相关研究中，有关重型颅脑创伤国际多中心临床前瞻性随机对照研究主要包括：去骨瓣减压术、ICP 监测技术、亚低温技术、大剂量激素、大剂量白蛋白、镁制剂、钙拮抗药、谷氨酸受体拮抗剂、黄体酮等，为全世界重型颅脑创伤诊治提供了重要的循证医学依据，深刻地改变和影响了全世界颅脑创伤临床救治方案。当然，我们清楚地认识到：药物治疗颅脑创伤临床多中心前瞻性随机对照研究是双盲的，而亚低温技术、去骨瓣减压术和ICP监测临床多中心前瞻性随机对照研究并不是双盲的，也无法在双盲情况下实施。另外，由于临床前瞻性随机对照研究受到临床颅脑创伤患者的差异性（格拉斯哥昏迷评分≤8分，但脑损伤病理类型差异）、研究设计缺陷（入选指征、研究方法、病例数量等）、研究条件和水平参差不齐、不同医院之间质控差异（多家医院共同参与的临床随机前瞻性多中心对照研究，有些医院有效，有些医院则无效）、医学伦理学制约等多种因素的影响，其研究结果也存在偏差，而不是完美无缺的。特别需要强调的是，所有随机对照研究结果只能揭示其研究范围内的结论，不能无限放大。例如：澳大利亚的随机对照研究发现ICP≤20mmHg的脑挫裂伤患者采用去骨瓣减压术与非手术对照研究，疗效无差异，只能说明ICP≤20mmHg采用去骨瓣减压术无效，不能错误地扩大理解为任何程度的颅内高压（ICP > 20mmHg，ICP > 30mmHg，ICP > 40mmHg 甚至更高）脑挫裂伤患者采用去骨瓣减压术都无效。中国神经外科医师只有客观全面正确地解读国外循证医学研究，才能合理指导我国严重颅脑创伤患者的治疗。因此，我们必须跟上国际最先进的理念，积极开展高质量颅脑创伤患者大数据基础上的疗效比较研究（comparative effectiveness research，CER），才能准确地揭示导致颅脑创伤致死致残的主要原因，找到真正行之有效的治疗方法，切实提高重型颅脑创伤患者的救治效果。

目 录
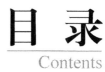

颅脑创伤的流行病学

1. 目前中国尚无 TBI 发生率的权威性资料

众所周知，颅脑创伤（traumatic brain injury，TBI）发生率占全身创伤发生率的第 2 位，致死致残率则处于第 1 位。美国每年有 2% 的人口受到 TBI 的直接和间接影响，TBI 已成为年轻人群致死致残的首要原因。 2000 年的统计资料显示，我国 TBI 的发生率已达到每年（100 ～ 200）人 /10 万人，其中交通事故伤害是首位原因。随着经济发展水平的不断提高，交通、工伤事故发生率及其致死致残的人数仍在逐年上升。但是到目前为止，我们只有局部地区 TBI 发生率和流行病学调查的报道，尚无中国 TBI 发生率的权威性资料。

2. 我们建立了中国第一个大样本 TBI 住院患者数据库，并发现患者的性别、年龄、致伤原因、GCS、ICP 值和脑疝情况与患者预后相关

在国家卫生计生委公益性行业科研专项项目的资助下，上海交通大学医学院附属仁济医院神经外科、上海市颅脑创伤研究所牵头建立了中国第一个大样本 TBI 住院患者数据库。2014 年，我们的团队对中国 47 家医院收集的 11 937 例急性 TBI 住院患者的基本数据进行分析，初步掌握了我国 TBI 的流行病学特点，了解了我国 TBI 的临床治疗水平，明确了患者的性别、年龄、致伤原因、格拉斯哥昏迷评分（glasgow coma score，GCS）、ICP 值、脑疝与急性颅脑损伤患者预后的关联性。

TBI 患者的构成特点：11 937 例中，男性 8768 例（73.45%），女性 3169 例（26.55%）；儿童（＜ 18 岁）1348 例（11.29%），成人（18 ～ 59 岁）8268 例（69.26%），老年（≥ 60 岁）2321 例（19.44%）；车祸伤 6386 例（53.50%），跌伤 3817 例（31.98%），打击伤 1115 例（9.34%），其他伤因 619 例（5.19%）；GCS 3 ～ 8 分 2776 例（23.26%），9 ～ 12 分 1838 例（15.40%），13 ～ 15 分 7323 例（61.35%）；术

后置入 ICP 监测装置者共 836 例；ICP < 20mmHg 531 例（63.51%），20 ～ 40mmHg 245 例（29.31%），> 40mmHg 60 例（7.18%）；单侧脑疝（昏迷合并单侧瞳孔对光反射消失）1147 例，双侧脑疝（昏迷合并双侧瞳孔对光反射消失）385 例，枕大孔疝（昏迷，血压降低，呼吸不规则或无自主呼吸，双侧瞳孔对光反射消失）61 例。

预后判断：根据患者出院时状况进行预后判断，标准为格拉斯哥预后评分（glasgow outcome score，GOS）：1 分，死亡；2 分，植物生存；3 分，重度残疾；4 分，中度残疾；5 分，恢复良好。GOS 为 1 ～ 3 分者可被认为预后不良，而 4 ～ 5 分者被认为预后良好。

统计分析：所有数据分析均采用 SPSS 19.0 软件完成。根据患者的性别、年龄、致伤原因、GCS、ICP 值、脑疝情况，采用 χ^2 检验分析这些因素与患者的死亡率及不良预后率的相关性，$P < 0.05$ 有统计学显著差异，$P < 0.001$ 有统计学非常显著差异。

研究结果：①性别：男性和女性组的死亡率分别为 8.72%、8.27%（χ^2=0.619，P=0.43），不良预后率分别为 17.28%、15.05%（χ^2=8.301，P=0.004）；②年龄：儿童组、成人组和老年组的死亡率分别为 6.31%、8.01%、12.06%（χ^2=48.138，$P < 0.001$），不良预后率分别为 10.09%、

16.21%、22.23%（χ^2=94.906，$P < 0.001$）；③致伤原因：车祸伤、打击伤、跌伤及其他组的死亡率分别为 9.79%、5.20%、7.70%、8.08%（χ^2=31.944，$P < 0.001$），不良预后率分别为 19.32%、8.43%、15.09%、14.22%（χ^2=96.317，$P < 0.001$）；④伤情：GCS 3 ～ 8 分、GCS 9 ～ 12 分和 GCS 13 ～ 15 分患者的死亡率分别为 27.23%、4.41%、2.59%（χ^2=1602.712，$P < 0.001$），不良预后率分别为 53.17%、13.06%、3.77%（χ^2=3554.043，$P < 0.001$）；⑤ ICP 值：ICP < 20mmHg、20 ～ 40mmHg 和 > 40mmHg 组的死亡率分别为 7.72%、26.12%、45.00%（χ^2=84.173，$P < 0.001$），不良预后率分别为 19.96%、48.57%、66.67%（χ^2=99.884，$P < 0.001$）；⑥脑疝：单侧脑疝、双侧脑疝及枕大孔疝组的死亡率分别为 25.98%、62.86%、70.49%（χ^2=200.332，$P < 0.001$），不良预后率分别为 50.04%、88.05%、78.69%（χ^2=182.922，$P < 0.001$）。通过对中国 TBI 数据库的建立和分析，我们发现患者的性别、年龄、致伤原因、GCS、ICP 值和脑疝情况与急性颅脑创伤患者的预后显著相关。

西安交通大学第一附属医院神经外科王茂德教授团队统计了 2003—2010 年该院收治的 885 例 TBI 患者资料，从流行病学层面分析 TBI 的特点。该回顾性分析共纳入 885 例 TBI 患者，其中男性 688 例，女性 197 例。年龄分布从 1 个月至 88 岁，平均年龄为 44 岁，成人和儿童的比例为 4.53 ： 1。在病因方面，道路交通事故是导致 TBI 的主要原因，因交通事故造成的 TBI 患者年龄范围为 30 ～ 40 岁，为社会主要劳动力。此外还包括高处坠落伤、打架斗殴等意外和暴力事件。这些住院患者中，共有约 15%（134 例）的患者预后不良，主要原因是并发肺部感染、消化道感染等。影响预后的因素主要包括：年龄、GCS、瞳孔对光反射、是否合并脑脊液漏、是否合并原发性或继发性脑损伤及休克等。年龄方面，60 岁以上的患者预后最差，40 ～ 60 岁的患者次之；GCS > 8 分者预后相对较好；瞳孔对光反射对于评估患者预后也有重要作用，双侧对光反射消失者预后最差；合并有脑脊液漏者，其预后较无脑脊液漏者差；原发性脑损伤影响患者的预后，其中合并有弥漫性轴索损伤（diffuse axonal injury，DAI）患者的预后最差。继发性脑损伤也影响患者预后，其中合并硬膜下血肿、蛛网膜下隙出血、脑内血肿的患者预后最差。同时，TBI 合并休克的患者，预后也很差。研究发现，TBI 合并休克大鼠的神经功能缺损明显加重，同时其体内炎症因子水平明显升高，而高炎症因子水平与神经功能缺损有明显相关性。关于灌注对 TBI 结局的影响，不单在 TBI 患者身上观察到了此种结果，我们还进行了动物实验的研究，以期探索其机制。

3. 通过对 TBI 患者临床数据的分析，有助于正确引导临床决策

临床医生通过及时掌握患者的临床数据，可准确判断伤情，及早分析影响预后的相关因素，制订规范化治疗方案，从而逐步提高急性颅脑创伤患者的临床救治水平，改善患者预后。

我国参加的欧盟为期 8 年（2013—2020 年）的 TBI 疗效比较研究项目（简称为 CENTER-TBI）正在实施，采用欧盟统一的颅脑创伤病历系统登记、建立欧盟和中国两个 TBI 数据库。中国 40 多家医院参加该计划，已经输入 4000 余例 TBI 患者的数据，待完成病例输入后，将对欧盟和中国 TBI 大数据进行疗效比较研究，这将更加准确地揭示欧盟和中国 TBI 患者差异、救治体系和方法、影响 TBI 患者疗效的关键因素等，为从根本上提高严重 TBI 患者的救治水平提供科学依据。

上海交通大学附属第六人民医院神经外科田恒力团队利用 1016 例中重度颅脑创伤患者的临床资料做预测模型建立数据库，系统分析入院相关危险因素与预后（死亡率及 6 个月不良预后率）的关系。研究发现，基于入院危险因

素建立的预测模型性能良好（拟合优度检验 $P > 0.05$，C 统计值 $0.709 \sim 0.882$），外部验证证实预测模型外部适用性强（拟合优度检验 $P > 0.05$，C 统计值 $0.844 \sim 0.992$），并在外部验证性能优越的预测模型基础上进一步开发了中国颅脑创伤患者预后预测模型。而基于入院危险因素建立的预测模型可以早期、简单和准确地判断预后，神经外科医师可以将此预测工具应用于临床，以正确引导临床决策，合理利用资源，为患者制订最佳治疗方案。

4. 中文版 FOUR 量表虽然可用于对 TBI 患者昏迷程度和伤情的评估，但仍需多中心的大宗病例研究验证其有效性

关于 TBI 伤情程度的判断，国内外大多数医生仍然采用 GCS 法。但是，GCS 量表不能评估气管插管患者的语言功能，且缺乏反映意识障碍患者昏迷严重程度的临床指标（如脑干反射、呼吸节律以及机械通气），也不能用于评估脑外伤患者的预后。针对以上的不足与缺陷，美国 Mayo 医学中心神经重症医学的 Wijdicks 等于 2005 年设计了全面无反应性（full outline of un-responsiveness，FOUR）量表，该量表被 2014 年欧洲重症医学会推出的最新实践指南推荐。FOUR 量表已经有意大利语、法语、西班牙语和土

耳其语版本，但尚未有汉化的量表在国内推广和验证。南方医科大学南方医院神经外科漆松涛和邱炳辉团队得到了美国 Mayo 医学中心神经重症医学 Wijdicks 教授及其团队的支持和同意，对其提供的 FOUR 量表进行标准汉化，制定出了中文版 FOUR 量表，并进行信效度的研究。研究发现，FOUR 量表包含了脑干反射、呼吸节律以及机械通气的临床指标，提供了更多临床信息和神经系统的细节，有助于对脑干功能进行判断。此外，FOUR 量表增加了眼球追踪及眨眼检查，对识别闭锁综合征及可能存在的植物状态具有重要作用，可用于判断包括 TBI 在内的神经重症病情严重程度。因此，中文版 FOUR 量表能在传统 GCS 基础上用于 TBI 昏迷程度和伤情的评估，并具有良好的信效度，可逐渐被用于我国 TBI 患者特别是气管插管或气管切开患者的意识评估和严重程度判断。期待中国多中心的大宗病例研究验证中文版 FOUR 量表的有效性。

颅脑创伤的发病机制

目前，国内外经典颅脑创伤动物模型包括液压颅脑创伤模型、大脑皮质冲击伤模型、旋转轴突伤模型、颅内高压模型等。但是，由于临床颅脑创伤的伤因和伤情存在巨大差异，没有一种颅脑创伤模型能够准确模拟临床颅脑创伤多种病理特征。

5. 初步探讨高原颅脑战创伤发病机制，可为预防及个性化救治提供新的思路

颅脑枪击伤在现代战创伤中极其常见，占全身各部位战伤比例的 15%～20%，其阵亡率、伤死率和致残率高居各部位战伤之首。目前，颅脑枪击伤的研究来源主要侧重

于临床报道。虽然国内外学者根据临床需要及研究目的不同先后建立了多种颅脑创伤模型，但在针对高原条件下穿透性颅脑创伤的战伤救治研究方面，目前还没有高原穿透性颅脑创伤动物模型制备的相关报道。

第三军医大学第一附属医院神经外科冯华教授团队首次在模拟高原条件下利用射钉枪射击方法建立了大鼠穿透性颅脑创伤模型，通过该模型观察高原颅脑创伤组与常压颅脑创伤组在脑组织含水量、EB 病毒含量、病理改变、相对脑血流量（relative cerebral blood flow，rCBF）及脑组织氧分压（brain tissue oxygen partial pressure，$PbtO_2$）的动态变化。研究表明，高原颅脑损伤组较常压颅脑损伤组的脑组织含水量、EB 病毒含量增加，病理及超微结构改变更为明显，rCBF 及 $PbtO_2$ 减少，伤后早期存在脑干功能抑制现象；进一步研究发现，两组脑组织含水量与 rCBF 呈负相关、rCBF 与 $PbtO_2$ 呈正相关。高原颅脑损伤局部脑组织缺血缺氧症状更重、进展更快且持续时间更长，进而导致病死率增加；而伤后早期给氧、改善大脑局部微循环对缓解局部缺血缺氧症状具有重要作用。通过监测 rCBF、$PbtO_2$ 可以早期、准确地反映局部脑组织缺血缺氧程度。高压氧预适应可减少脑组织含水量，改善组织病理学结构及神经行为学评分，抑制基质金属蛋白酶 -9（MMP-9）的表达，从而为高原颅脑战创伤救治提供强有力的实验依据。该研究为适应高科技条件下高原环境中战创伤救治研究的需要，首次在模拟高原条件下成功建立了高原穿透性颅脑创伤动物模型，并对其伤情特点进行了全面系统的动态观察，对致病机制进行了初步探讨。该模型伤情稳定、可重复性好，为高原颅脑战创伤的预防及个性化救治提供了新的思路。

6. 建立中国人 TBI 耐受性相关 APOE 家族生物标志体系

近20年来，国内外专家学者对 TBI 作用机制进行了大量研究，然而目前针对 TBI 的救治依然停留在对原发损伤的处理阶段，还没有一种药物通过前瞻性随机双盲临床对照研究，被证实具有确切的疗效。一方面，我们在 TBI 的临床救治方面新进展不显著；另一方面，基因背景对 TBI 发展及转归的影响早已被科学界发现并承认。

欧美国家大规模的人群调查筛选出一批能显著影响 TBI 预后的基因变异类型，其中以载脂蛋白 E 基因（*APOE*）多态性的作用最为显著。*APOE* 在 112 位点和 158 位点的单核苷酸多态性在人体内产生了三种基因型：*APOE ε* 2、*APOE ε* 3、*APOE ε* 4，这些基因各自转录翻译合成 ApoE2

蛋白、ApoE3 蛋白和 ApoE4 蛋白。

重庆医科大学第一附属医院神经外科孙晓川团队和西南医科大学附属医院神经外科陈礼刚团队从 2005 年开始率先关注了黄种人 *APOE* 基因多态性对 TBI 的影响，结果显示：相对于 *APOE* ε2 和 *APOE* ε3，*APOE* ε4 基因型携带者在 TBI 后的急性期发生 GCS 降低、血肿增大和再出血现象的概率显著增加。随后，*APOE* 基因启动子多态性也被发现与 TBI 预后密切相关，携带 *APOE*-491AA 启动子的 *APOE* ε4 患者预后更差。从脑功能学的角度，他们比较了不同 *APOE* 基因背景创伤患者的脑电图（EEG），结果显示 *APOE* ε4 基因型携带者脑电图上慢波显著增多。这些结果无疑向我们反馈了一个事实：TBI 的发展及转归并非是一个完全随机、不可控制的独立事件，其病情的发展受到了某些关键基因或蛋白质的调控。研究发现，*APOE* ε4 亚型是中国人 TBI 病情加重的关键生物遗传标志之一。为了探讨 *APOE* 基因多态性对 TBI 的作用机制，研究人员在临床病例统计结果的基础上，开展了一系列实验室研究。首先，在细胞层面上模拟了 TBI，如机械划伤模型和细胞缺氧模型，找到了一批与 *APOE* 基因型多态性相关的病理生理过程。如，机械划伤后携带 *APOE* ε4 等位基因的星形胶质细胞核转录因子 kappa B（NF-κB）、p38 丝裂素活化蛋白激酶（p38MAPK）的表达水平显著高于 *APOE*ε2 型和 *APOE*ε3 型，提示 *APOE*ε4 携带体可能在伤后激活了更高的神经炎症水平；机械划伤模型携带 *APOE*ε4 等位基因的星形胶质细胞和神经元内 Ca^{2+} 浓度显著高于携带 *APOE*ε2 型和 *APOE*ε3 型，提示 *APOE*ε4 携带体可能通过伤后 Ca^{2+} 通道的激活导致伤后细胞内钙超载；星形胶质细胞划伤后 *APOE*ε4 型细胞兴奋性氨基酸的释放量显著高于 *APOE*ε2 型及 *APOE*ε3 型；缺氧损伤后，*APOE*ε4 型星形胶质细胞早期凋亡率、线粒体膜电位下降程度明显高于 *APOE*ε3 组及 *APOE* 野生组；缺氧条件下，*APOE*ε4 型星形胶质细胞水肿后 ATP 酶活性低于 *APOE*ε2 型及 *APOE*ε3 型，提示 *APOE*ε4 携带体可能通过干扰细胞能量代谢加重细胞水肿；小鼠皮质神经块加入重组 ApoE4 蛋白后的轴突生长锥荧光强度显著低于加入重组 ApoE2、ApoE3 蛋白的生长锥荧光强度，在轴突划断后 ApoE4 组轴突再生的速度明显低于其余两组，提示 *APOE* 多态性还能影响伤后轴突修复。其次，研究人员在 *APOE* 转基因动物身上建立了精确皮质打击模型。结果发现，TBI 后 *APOE*ε4 转基因鼠血脑屏障（blood-brain barrier，BBB）的通透性显著高于 *APOE*ε3 转基因鼠及野生鼠，其原因可能与其表达 BBB 的结构蛋白 Occludin 及 Claudin-5 明显减低有关。动物行为学检测也支持以上发现，*APOE* ε3 转基因鼠在伤后 3 天内的运动功能明显优于 *APOE* ε4 转基因鼠。由此可见，*APOE* 基因多态性在 TBI 后的继发性损伤中发挥了广泛而又显著的作用，最终影响了患者的功能及预后。

以上比较 *APOE* 不同基因表型差异的研究成果，实际上难以应用于临床工作中，人们至今尚未真正掌握造成这些差异的分子机制，因而也无法对其进行干预。但是，给予外源性的 ApoE 蛋白（人 ApoE3 蛋白、鼠源性 ApoE 蛋白）能否在一定程度上扩大 *APOE* 基因本身的正性调节作用呢？为了回答这个问题，他们在缺氧条件下培养的星形胶质细胞中加入鼠源性 ApoE 蛋白和人 ApoE3 蛋白，结果发现细胞缺氧性损伤显著降低。而在动物实验中，与野生鼠相比，*APOE* 敲除鼠颅脑创伤后内质网应激水平明显上调，且细胞凋亡数量显著增多。虽然 ApoE 蛋白疗法显示出了良好的实验效果，但由于 ApoE 蛋白分子量较大，难以通过 BBB，限制了其真正的临床应用。近年来，一种新型的 ApoE 合成短肽引起了临床医务人员的注意。该短肽主要模拟 ApoE 全蛋白的受体结合域氨基酸序列，能完全激活 ApoE 受体，发挥 ApoE 除脂质转运以外的大部分功能，且分子量小，可完全通过 BBB。目前最新一代 ApoE 短肽 COG1410 已被证实具有强烈的抗炎症、抗氧化、抗凋亡作用。研究人员的研究目标紧跟趋势，证实了 COG1410 能够在小鼠 TBI 后有效抑制 MMP-9 上调、减轻紧密连接蛋白丢失、维持 BBB 的完整性、减轻血管源性水肿，从而促进神经功能恢复。与此相关的更多研究目前正在积极进行中。

7. 严重颅脑创伤后的过度炎性反应可能是导致继发脑损伤的关键环节

脑组织局部及全身的过度炎性反应和铁过载等因素介导的过度氧化应激反应，是引起重型颅脑损伤治疗后继发性脑损伤及造成死残率居高不下的关键环节。研究 TBI 后的炎症和氧化应激机制，限制过度炎症反应和氧化应激反应，将有效提高 TBI 的救治效果，降低死残率。

第三军医大学第一附属医院神经外科冯华团队在国际上首次证实了外周免疫系统，特别是脾源性免疫细胞因子及其上下游通路对 TBI 后中枢免疫系统的影响。通过实验证明，TBI 后脾切除可有效减少脾脏源性炎症因子，减轻脑创伤后的继发性炎症和脑组织水肿（如 TBI 后 3 天，脑组织含水量从 82.74% 降低到 81.76%）；且可改善神经功能，降低死残率（从 35.42% 降低到 14.89%），提高认知能力。上述研究为 TBI 的预防和个性化治疗提供了新思路，并为血液滤过疗法治疗严重颅脑创伤提供了易于转化的技术储备。

我们开展了系统的机制研究和防治策略研究。将以往主要集中于局部脑组织的 TBI 后继发炎症损伤研究推进和拓展至外周免疫系统：①中枢免疫系统。我们率先证明，在缺氧引起的脑组织继发损伤过程中，小胶质细胞的过度活化和死亡与缺氧诱导因子 α（HIF-α）介导的自噬发生存在肯定的关联。而姜黄素可经由 NF-κB 和 p38MAPK/ PKC途径抑制脑出血引起的小胶质细胞过度活化，对 HT22（海马神经元细胞）起到保护作用，减轻脑水肿并减少神经功能缺失。同时，姜黄素还能通过作用于 Wnt 信号通路提高神经干细胞向神经元的分化比例。②外周免疫系统。我们在国际上首次通过脾切除的方法证明，脾切除可显著降低脑组织 IL-1β 和 TNF-α 水平，下调血清 IL-6、IL-1β 含量及 TNF-α 的 mRNA 的表达水平，降低同侧脑组织 IL-6 水平，减轻脑组织水肿，降低死残率。进一步研究发现，脾切除可在严重脑外伤后下调 MAPK-NF-κB 信号通路的过度活化，减少神经细胞死亡。IL-1 受体拮抗剂亦可减轻脑创伤后的继发性炎症和脑水肿。减少脾脏源性炎症因子可显著降低实验性颅脑创伤的死残率，提高认知能力。这些研究成果为血液滤过疗法治疗重型颅脑创伤提供了科学依据。

8. 钠通道参与 TBI 后的继发性脑水肿

TBI 可在数小时至数天内激发一系列病理生理反应，造成继发性脑损伤。这种损伤既可以出现在原发性损伤灶的周围，也可以发生在远隔部位的脑组织；既累及神经元也影响胶质细胞；既可导致细胞死亡也可诱导神经元的凋亡。重度颅脑创伤后的继发性脑损伤累及范围广、持续时间长，是影响甚至决定患者预后的重要病理基础。减轻或防止TBI 继发性脑损伤直接关系到对患者抢救的成败及其预后。

TBI 继发性脑损伤发生发展机制中最为重要并且受到关注最多的是"兴奋性毒性"作用，即谷氨酸等兴奋性神经递质的过度释放继而启动的一系列复杂的细胞损伤过程。一提起兴奋性毒性作用，研究者们首先想到的是钙超载、自由基和酸中毒等重要学说。至于电压门控钠通道（voltage-gated sodium channel，VGSC），大量的研究主要聚焦于其在细胞电活动领域中的作用；然而，越来越多的研究发现，VGSC 的异常激活是 TBI 或脑缺血后的早期事件。VGSC 除导致细胞内 Na^+ 浓度迅速升高之外，还可诱导细胞内 Ca^{2+} 浓度升高和兴奋性氨基酸异常释放。不难想象，VGSC 在脑损伤后的异常激活对兴奋性毒性过程的激发起到了推波助澜的作用。因此，研究 TBI 继发性脑损伤的防治策略时不应该忽视 VGSC 异常激活的问题。

脑损伤后早期，VGSC 功能发生异常，导致 Na^+ 大量进入细胞内，细胞内 Na^+ 浓度（$[Na^+]i$）的升高可通过以下途径不断加重神经系统的继发性损害：① $[Na^+]i$ 升高逆转了谷氨酸转运蛋白的作用，使谷氨酸被大量释放到细胞外间隙，由于谷氨酸摄取的增加，又使 $[Na^+]i$ 升高，从而形成恶性循环。② $[Na^+]i$ 升高将刺激 Na^+ 泵的活性，导致细胞内 ATP 储存被迅速耗竭，糖酵解增加，乳酸产物和 H^+ 迅速增多，pH 下降。这一方面对原本就相当依赖 ATP 的脑组织直接造成损害，另一方面又通过激活 Na^+/H^+ 交换子 -1（NHE-1），使 $[Na^+]i$ 升高，同样形成恶性循环。③通过激活电压调控的 Ca^{2+} 通道及促使 Na^+/Ca^{2+} 交换发生逆转等多种途径导致细胞内 Ca^{2+} 增加。Ca^{2+} 迅速进入细胞内后，通过加强细胞氧化应激造成细胞损伤，同时激活各种脂肪酶、蛋白酶和核酸内切酶，损伤 DNA、细胞蛋白和脂质，最终导致细胞死亡。此外，Na^+ 进入细胞内时通常还伴有 Cl^- 的进入，结果引起脑水肿，尤其是白质水肿。

早在 20 世纪 80 ～ 90 年代，VGSC 阻滞剂的神经保护作用就已被许多学者所认识。临床常见的 VGSC 阻滞剂包括传统的局部麻醉药、抗癫痫药和抗心律失常药，如利多卡因、苯妥因、美西律、拉莫三嗪、神经营养剂利鲁唑等，都曾被证实能通过抑制 VGSC 有效降低 $[Na^+]i$，继而抑制神经元的去极化和神经递质的释放，从而在继发性脑损伤的起始阶段发挥作用，及时终止 TBI 或脑缺血所诱发的恶性连锁反应。我们也曾经在一项研究中对一种新型的 VGSC 阻滞剂 AM-36 的神经保护作用进行了研究。结果发现，TBI 后早期系统使用 AM-36 不仅能有效改善大鼠 TBI 急性期的运动功能，还能显著降低 TBI 大鼠大脑半球的脑组织含水量，并减少 TBI 后的细胞死亡或凋亡，对 TBI 引发的继发性脑损伤有较明显的神经保护作用。

然而，目前临床上还没有一种 VGSC 阻滞剂能被用作 TBI 或缺血性脑卒中的脑保护剂。一个非常重要的原因在于，VGSC 阻滞剂常引起心律失常、血压下降、肌肉麻痹、幻觉和精神错乱等问题，这些严重的不良反应对于 TBI 或缺血性脑卒中的治疗是非常不利的，因而限制了其脑保护作用的发挥。VGSC 阻滞剂之所以存在这样的缺陷，是因为它们对 VGSC 的阻滞作用是非特异性的，在中枢神经系统的 VGSC 受到阻滞的同时，其他器官和组织，尤其是心脏和骨骼肌的 VGSC 功能也都受到抑制，从而导致不良反应的发生。

哺乳类动物的 VGSC 是由一个 α 亚单位和两个 β 亚单位组成的复合体，VGSC 的重要功能，包括电压门控机制、Na^+ 的选择性通过等均通过 α 亚单位来实现。迄今已发现 10 种 VGSCα 亚单位的异构体，其中前 9 种异构体的氨基酸序列和功能表达均已得到确认，分别被命名为 Nav1.1 ～ Nav1.9。一种器官或组织的细胞中可以有多个亚型的异构体表达，而一种异构体又可以在多种器官或组织的细胞中表达。目前，已知 VGSCα 亚单位家族中 Nav1.1、Nav1.2、Nav1.3 和 Nav1.6 的氨基酸序列比较接近，并且主要在脑和脊髓中表达，其他的异构体则主要在骨骼肌细胞、心肌细胞或者周围神经系统中表达。

我们团队的研究结果显示，TBI 可诱导主要在中枢神经系统内表达的多种 VGSCα 亚单位的表达，并使其发生显著变化。不同的 α 亚单位表达的变化趋势截然不同，其中 Nav1.1 和 Nav1.2 的 mRNA 表达显著下调，而 Nav1.3 和 Nav1.6 的 mRNA 和蛋白表达均显著上调。由此可见，VGSC 对 TBI 做出的反应是复杂的，有些 α 亚单位的异构体在 TBI 后成为继发性脑损伤的启动因素，而另外一些则可能起着内源性的脑保护作用。这说明仅仅通过非特异性的 VGSC 阻滞剂去"通杀"所有的 VGSC 是一种比较盲目和被动的手段，疗效不理想自然不难预见。因此，我们提出以对 VGSCα 亚单位家族中只在中枢神经系统内表达的异构体进行分子学水平上的调控来取代对 VGSC 的非特异性阻滞。

我们的团队首先发现，TBI 后早期 Nav1.3 的 mRNA 和蛋白在脑组织神经元中均出现显著上调的表达，且 Nav1.3 的表达与大鼠脑脊液压伤的打击力度和脑组织损伤程度呈正相关。轻、重型脑损伤组 Nav1.3 的 mRNA 和蛋白水平在伤后超早期（2 小时和 12 小时）较假损伤组明显升高，而重型损伤组 Nav1.3 的表达水平较轻型组明显增高，统计学分析具有显著性差异（$P < 0.01$）。此后 24 小时和 72 小时的取样分析显示，轻、重型损伤组脑皮质 Nav1.3 的表达水平与假损伤组无明显差异，对大鼠 TBI 后脑组织进行冷冻切片并行免疫荧光双标染色（神经元核特异抗原 NeuN 和 Nav1.3）证实，Nav1.3 表达在神经元细胞膜上（图 1）。而当研究人员向大鼠脑室内注入 Nav1.3 反义寡核苷酸阻断其表达上调后，损伤侧海马组织中 Nav1.3 的表达升高明显受到了抑制（图 2）。与此同时，脑液压伤大鼠的脑组织水肿明显减轻，细胞凋亡减少，伤后 11 ～ 15 天时的神经行为学能力显著提高。这些结果提示我们，TBI 后 Nav1.3 的表达异常上调无论是作为一种内源性的脑保护机制还是继发性脑损伤的启动因素，抑或是机体对 TBI 的应激反应，都有可能参与诱导了神经元 VGSC 的过度兴奋和过度开放，是 TBI 后继发性脑损伤的"责任分子"之一；而围绕

TBI 后大脑神经元内 Nav1.3 表达的妥善调控有助于制定一种更加精确有效的脑保护策略，为进一步改善 TBI、提高严重脑缺血的疗效建立基础。

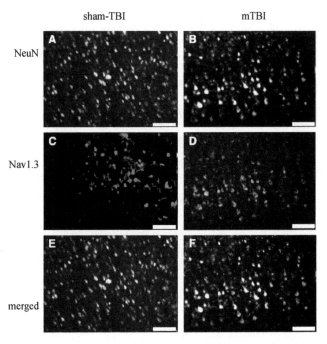

图 1　Nav1.3 co-localization with the neuronal marker neuronal nuclei-specific antibody (NeuN) in the pericontusional area in the sham TBI group (A, C, and E) and mild TBI (mTBI) group (B, D, and F) at 2 h post TBI. Representative NeuN labeled cells (green in A and B), and Nav1.3-labeled cells (red in D), were seen within the photomicrographs. When double-stained for NeuN and Nav1.3, there were extensive Nav1.3 expressions on neural cell membranes in the mTBI group (F). However, the Nav1.3 expressions were hardly observed in the sham-TBI group (E). (Scale bars=100 μm).（彩图见彩插 1）

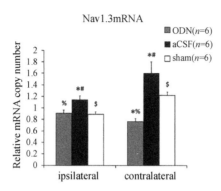

图 2　Expression of Nav1.3 messenger ribonucleic acid in the ipsilateral and contralateral hippocampi of the oligodeoxynucleotides (ODN) group (grey bar), the artificial cerebrospinal fluid (aCSF) group (black bar), and the sham group (white bar) at 12h post–traumatic brain injury (*n*=6 per group). Values marked with an asterisk were significantly different between the selected group and the sham group at *P*<0.01. Values marked with # were significantly different between the ODN and aCSF groups at *P*<0.01. Values marked with % and $ were significantly different between the bilateral hippocampi in the ODN and sham groups, respectively, at *P*<0.01.

9. 脑源性微粒可能是 TBI-AC 的关键因素

　　TBI 后患者常合并凝血功能障碍（traumatic brain injury associated coagulopathy，TBI-AC），导致机体凝血纤溶功能异常，而引发颅内迟发性出血、脑梗死及恶性脑水肿。据周良辅院士的一项包括 242 例 TBI 患者的多中心研究结果显示，我国 TBI 患者罹患 TBI-AC 的发生率在 50% 左右。而最近的一项研究则发现，TBI-AC 患者死亡率可达到 45%，其死亡风险增加了 8 倍。鉴于 TBI-AC 的高发病率和高死亡率，深入研究其发病机制及防治措施是改善TBI 患者预后的有效途径。

天津医科大学总医院神经外科张建宁和江荣才团队在国际上首次发现了 TBI 后脑源性细胞微粒（BDMP）的存在，BDMP 具有明显的促凝和促血小板活化作用，可以导致机体出现凝血功能障碍。该研究证实了 BDMP 是发生 TBI-AC 的物质基础，开拓了 TBI-AC 基础研究的新领域，并为TBI-AC 的预防和治疗提供了新思路。

（1）研究人员首次在 TBI 小鼠外周血中发现了 BDMP的存在，且发现 BDMP 呈现先增高后降低的变化趋势。在TBI 后 3 小时，小鼠的血浆凝血时间明显缩短，此时血浆中 BDMP 的表达最高，而当去除 BDMP 后血浆凝血时间明显延长。这提示 BDMP 可能是发生 TBI-AC 的物质基础。

（2）研究人员通过脑组织匀浆分步离心的方法首次在体外成功制备出了大量的、高纯度的 BDMP。通过透射电镜观察到制备出的 BDMP 具有完整的膜结构，而且表面表达大量的神经胶质纤维酸性蛋白（GFAP）。通过流式细胞技术及 Western blot 确定了 BDMP 表达大量的神经细胞标志物，而不表达血小板、红细胞、白细胞和内皮细胞的标志物。成功制备 BDMP 为后续的体外实验提供了充足的原料。

（3）研究人员观察到 BDMP 能够与血小板结合，其结合后可以促进血小板表面磷脂酰丝氨酸（PS）的表达增加，再加上组织因子 TF 的参与，则可促发外源性凝血途径的激活。同时可以激活血小板，导致血小板活化标志 P- 选择素表达增加和 Ca^{2+} 内流增加。同时将 BDMP 注射到小鼠体内，可发现小鼠血浆凝血时间明显延长，血浆纤维蛋白原明显降低，组织中纤维素沉积明显，这些都证实了 BDMP 具有很强的促凝作用。

（4）研究人员发现微粒清除蛋白 Lactadherin 可以和 BDMP 结合，并在结合后减弱 BDMP 的促凝作用，该结果为体内 BDMP 的清除提供了理论来源，也为 TBI-AC 的治疗提供了一条新思路。

10. 糖皮质激素与脑外伤后危重症应激激素分泌不足综合征

TBI 后危重症相关皮质类固醇不足（critical illness-related corticosteroid insufficiency，CIRCI）是 TBI 患者预后不良的重要原因之一。其发病原因可能是糖皮质激素分泌不足或相关组织细胞糖皮质激素受体介导的促炎转录因子功能障碍，导致促炎介质进一步升高。肾上腺类固醇分泌水平的降低（下丘脑 - 垂体 - 肾上腺轴功能障碍）或组织对糖皮质激素的抵抗是引发 CIRCI 的主要原因。TBI 急性期 CIRCI 患者无特异性的临床表现，仅能通过实验室检查评价患者的下丘脑 - 垂体 - 肾上腺（hypothalamus-pituitary-adrenal，HPA）轴功能，进而判断是否为 CIRCI。目前为止，TBI 急性期 CIRCI 的临床诊断标准尚无明确报道。针对非创伤性重症疾病患者，文献多采用促肾上腺皮质激素（ACTH）兴奋试验评价肾上腺皮质功能的储备，以反映 HPA 轴的功能情况。美国重症医学会将随机血皮质醇浓度 < 15μg/dl，或经 ACTH 兴奋试验后血皮质醇增幅 < 9μg/dl 定义为 CIRCI。然而，TBI 因常伴有下丘脑和垂体的原发性损伤，很少伴有肾上腺皮质功能原发性损害，故仅仅应用 ACTH 兴奋试验很难反映 TBI 后 HPA 轴的功能状态。虽然通过胰岛素诱导的低糖刺激试验可以很好地评价患者 HPA 轴的应激反应，但该试验的安全性阻碍了其在 TBI 患者中的应用。此外，促皮质素释放激素（CRH）兴奋试验虽然实用性较好，但其仅能反映腺垂体的功能。

天津医科大学总医院神经外科张建宁和江荣才团队综合以往的文献报道和临床治疗经验认为：TBI 后亚急性期，当大多数患者血中糖皮质激素水平降至正常时，仍有一部分患者因 HPA 轴的继发损害而导致 HPA 轴功能障碍。此时，由于肾上腺本身功能正常，患者血中皮质醇仍可维持在正常水平，但此类患者遇到再次应激刺激时将可能出现 CIRCI。综合分析现有手段及临床可行性，他们将小剂量（过夜）地塞米松抑制试验（dexamethasone suppression test，DST）作为评价 TBI 早期患者 HPA 轴功能的实用方法。具体方法为：午夜给予患者 0.75～1.5mg 地塞米松，次日凌晨检测外周血皮质醇的含量，若通过口服地塞米松可以显著抑制外周血皮质醇含量（抑制程度＞50%，即 DST 阳性），则可认为 HPA 轴负反馈功能完整，HPA 轴的功能正常。TBI 后随机血皮质醇浓度＜15μg/dl 或小剂量地塞米松抑制试验外周血皮质醇抑制程度＜50% 者，可诊断为 CIRCI。对 CIRCI 患者，可于创伤后 36 小时内开始每日静脉持续滴注 200mg 氢化可的松，连用 5 日，第 6 日减量到 100mg，第 7 日减量到 50mg，第 8 日停药。该方法有助于改善重症 TBI 患者的应激功能，提高生存率，改善预后。但 TBI 急性期 DST 诊断 CIRCI 的时间窗、特异性、敏感性及应激剂量氢化可的松的治疗效果均需多中心临床观察验证。

11. 弥漫性轴索损伤分子标志物的研究

弥漫性轴索损伤发生后，可伴有多种神经损伤标志物的变化。西安交通大学第一附属医院神经外科王茂德教授团队研究了 DAI 后的多种损伤分子标志物，主要发现包括：① 1 型 1，4，5- 三磷酸肌醇受体（inositol 1，4，5-trisphosphate receptor type 1，IP_3R1）介导了 DAI 后轴索的继发性损伤：大鼠发生 DAI 后 3 小时 IP_3R1 即开始升高，至 24 小时达高峰后开始下降，72 小时下降至低水平，说明 IP_3R1 可能介导了 DAI 后轴索的继发性损伤及断裂。② DAI 后脑组织 Nogo-A 表达增多，可能为神经再生过程中的一种调适性表达。大鼠发生 DAI 后各观测大脑皮质、大脑白质、海马、胼胝体及脑干 5 个脑区神经元及少突胶质细胞中均可见明显的 Nogo-A 表达，其中以神经元表达为著。Nogo-A 表达变化的时间规律为：2 小时即已明显升高（$P < 0.05$），12 小时达高峰，第 7 日各脑区 Nogo-A 表达明显下降，但仍高于正常对照组（$P < 0.05$）。这说明 DAI 后脑组织 Nogo-A 表达的分布及动态变化与 DAI 病理变化趋势基本一致。这种变化规律可能是伤后神经再生过程中某种信号调节机制下的一种调适性表达变化，其可能为新生轴突延伸导向及介导建立突触联系。③ DAI 后脑组织骨桥蛋白（osteopontin，OPN）明显升高可能对神经细胞创伤起到保护作用。OPN 是正常中枢神经系统细胞外基质的组成成分，在正常状态下，脑组织即可少量表达。

TBI 后，细胞外基质也有不同程度的损伤。DAI 后 3 小时，大鼠皮层组织的 OPN 表达就开始升高，72 小时达高峰后开始下降，第 7 日细胞外基质较其他各组染色深，结果显示 OPN 分子大多分泌至细胞外基质。OPN 表达升高主要聚集在神经元胞体聚集的灰质及脑干神经核团等部位，大脑及脑干中白质、胼胝体部位胶质细胞也有少量表达。这些现象说明 DAI 后脑组织中 OPN 的表达明显升高，它可能通过多种途径对损伤神经细胞起到保护作用。

王茂德教授团队进一步研究了 RhoA/ROCK 通路和 SDF-1α/CXCR4 通路在 DAI 中的作用。他们认为：① RhoA/ROCK 通路受抑制后可改善脑 DAI 后的神经功能，减轻轴突损伤。DAI 后均出现明显的神经细胞坏死和轴突变性、断裂等病理改变。DAI 后 RhoA 和 Nogo-A 的表达趋势一致，两者的表达量均随着 DAI 后时间的延长而增加，同时也随着损伤程度的加重而增加，免疫荧光染色表明两者在脑内的表达有显著的同一性。用辛伐他汀和 Y27632 抑制 RhoA/ROCK 通路后，可明显改善 DAI 后的神经功能，并降低 β-APP 的表达，同时也能明显减少 Nogo-A 的表达。因此，DAI 后脑内 RhoA 和 Nogo-A 的表达有高度相关性，抑制 RhoA/ROCK 通路可改善脑 DAI 后的神经功能，减轻轴突损伤。② SDF-1α/CXCR4

通路介导了 DAI 后脑组织的炎症反应导致的损伤。大鼠 DAI 模型组皮层 SDF-1α 及 CXCR4 的表达量较对照组均显著增加，DAI 后 24 小时脑皮质组织中的髓过氧化物酶（myeloperoxidase，MPO）阳性细胞数、β-APP、MMP-9 的表达均较对照组显著升高，大鼠脑脊液中髓磷脂碱性蛋白（myelin basic protein，MBP）的水平也较对照组明显升高。给予 CXCR4 特异性抑制剂 AMD3100 后，脑皮层组织中 MPO 阳性细胞数、β-APP、MMP-9 的表达较 DAI 模型组均明显下降，并且脑脊液中 MBP 水平也较 DAI 模型组显著下降。由此可见，SDF-1α/CXCR4 通路在 DAI 后脑组织炎症损伤中具有重要的作用。

颅脑创伤治疗前景展望

12. 自噬增加可能是亚低温脑保护的机制之一

我们的团队探讨了液压颅脑外伤及亚低温干预对大脑皮质和海马 CA1 区神经元凋亡及自噬的变化。我们采用前期成功制作的大鼠液压冲击伤常温及亚低温模型，108 只大鼠采用随机数字法分成假损伤常温组、脑损伤常温组及脑损伤亚低温组 3 组。在致伤后 6 小时和 24 小时处死大鼠。运用 TUNEL 染色分析皮层及海马 CA1 区神经细胞死亡指数的变化，采用免疫荧光技术和 Western blot 技术对凋亡相关蛋白 Caspase-3 及自噬相关蛋白 LC-3、Beclin-1 进行测定，并使用免疫荧光双标技术对自噬的表达进行细胞定位，同时用电镜对自噬体的数量进行观察。结果发现，假损伤常温组大鼠未见明显的神经元凋亡及自噬性改变。致伤后 6 小时及 24 小时的 TUNEL 结果显示：液压颅脑损伤能够引起损伤周围大脑皮质及海马 CA1 区细胞凋亡指数明显增加，而亚低温能够抑制细胞凋亡；凋亡相关蛋白 Caspase-3 在脑外伤之后明显上调，而亚低温能够抑制其上调；LC-3 及 Beclin-1 在外伤后明显上调，而亚低温之后此种上调趋势更加明显；电镜显示自噬体的数目在颅脑外伤之后明显增加，而亚低温之后增加更为明显；细胞定位显示自噬相关蛋白 LC-3 及 Beclin-1 在神经元及神经胶质细胞上均有表达。我们认为，大鼠中度液压损伤后损伤周围区域大脑皮质及海马 CA1 区凋亡增加，自噬亦同时增加；亚低温干预能够明显减少大脑皮质及海马区域内的神经细胞凋亡，同时能够增加自噬相关蛋白的表达。

进一步研究大鼠脑室内注射自噬抑制剂 3-MA 对亚低温干预后损伤周围大脑皮质及海马 CA1 区自噬和凋亡的影响以及神经功能的变化情况。我们在建立大鼠脑外伤亚低温模型的基础上，将 63 只大鼠随机分为 3 组：脑外伤亚低温组、脑外伤亚低温组＋脑室内注射人工脑脊液组、脑外伤亚低温组＋脑室内注射 3-MA 组。采用 Western blot 技

术观察 Caspase-3、LC-3、Beclin-1、Bcl-2 及 Bax 的蛋白表
达变化，使用电镜观察自噬体数目的变化，采用行走实验
及水迷宫实验观察大鼠的行为学变化。结果发现：致伤前
脑室内注射 3-MA 能够明显上调皮质及海马区域的细胞凋
亡指数，能使 LC-3、Beclin-1 及 Bcl-2 蛋白表达水平明显
降低而 Bax 蛋白表达水平明显升高，Beclin-1/Bcl-2 比值、
Bcl-2/Bax 比值降低；电镜显示自噬体数目明显降低；水迷
宫及行走实验提示脑室内注入 3-MA 之后大鼠的神经行为
学功能障碍明显加重。我们证实了自噬增加可能是亚低温
脑保护的机制之一，其可能的机制是自噬对凋亡的负性调
节作用，这无疑丰富了低温治疗 TBI 的机制研究。

13. 体温控制可能减少重型颅脑创伤患者的细胞凋亡从而改善神经功能预后

中南大学湘雅医院刘劲芳和刘宏伟等对大鼠重度颅脑
创伤模型予以局部人工脑脊液冲洗、局灶亚低温治疗、局
灶亚低温治疗联合人工脑脊液冲洗方式进行干预。结果发
现，局部人工脑脊液冲洗对 TBI 后脑水肿有减轻作用，局
灶亚低温治疗联合人工脑脊液冲洗减轻脑水肿的效果优于
单纯的局灶亚低温治疗或局部人工脑脊液冲洗，二者联合

应用可进一步提高外伤后脑水肿治疗的效果，这为 TBI 亚低温治疗提供了新的思路。*c-fos* 基因是一种原癌基因，也是一种即早基因，是 TBI 后细胞早期反应的一个重要组成部分；而神经生长因子则是一种与神经细胞生长及修复有关的细胞因子，且已被证实与脑损伤后修复有关。中南大学湘雅医院刘劲芳和徐立新等通过对大鼠重型脑挫裂伤后体温的干预，观察不同降温方式对颅脑创伤后伤灶区 c-fos mRNA 和神经生长因子表达的影响。结果发现，脑外伤后全身亚低温可促进 c-fos mRNA 及神经生长因子表达上调，而高温可明显降低 c-fos mRNA 及神经生长因子表达。Caspases 家族是一组存在于胞质中在结构上相关的半胱氨酸蛋白酶，是凋亡信号传导的共同通路。Caspase-3 被认为是细胞凋亡过程中激活的关键激酶，也是细胞凋亡的主要效应因子和最重要的凋亡执行者；Caspase-9 及 Caspase-10 参与细胞凋亡的起始。

中南大学湘雅医院刘劲芳和袁辉纯等通过对 42 例重型颅脑创伤患者的临床研究发现，体温控制在 36 ～ 37℃ 可降低重型颅脑创伤患者脑脊液（CSF）中 Caspase-3 及 Caspase-9 的浓度。该研究了解了 TBI 患者神经细胞凋亡的水平，也为体温控制的临床疗效提供了依据。我认为，体温控制可能通过减少重型颅脑创伤患者的细胞凋亡而改善神经功能预后。

14. 外加电场刺激能增加人源性神经干细胞的运动能力，诱导其定向迁移，这为颅脑创伤后的神经修复提供了新的技术和方法

神经干细胞能分化为神经元、神经胶质细胞，这在神经创伤的修复再生中具有重要的应用前景。内源性神经干细胞存在于脑深部的室管膜下区和海马中，受到创伤刺激后增生活跃，但由于受限于漫长的迁移距离，很难发挥其在创伤脑组织中的神经修复作用；而外源性神经干细胞的供给来源日渐增多，但移植之后神经干细胞之间以及与子代间的相互作用，使其运动能力下降，往往导致成团集聚而难以迁移到需要的病变位置。因此，促进神经干细胞的运动能力并诱导其定向迁移，已成为神经干细胞应用于颅脑创伤研究的重要课题之一。

上海交通大学医学院附属仁济医院神经外科冯军锋副研究员和美国加州大学戴维斯分校再生医学研究院的 Min Zhao、Jan Nolta 教授合作，开展了外加电场刺激诱导人源性神经干细胞定向迁移的体外实验研究。外加电场刺激应用物理方法作用于细胞，观察其产生的一系列生物学效

应，尤其在创伤修复方面展现出了独特的优势。该合作研究的关注重点是人源性神经干细胞的运动能力及定向迁移特性。研究使用 H9 胚胎干细胞诱导分化而成的神经干细胞，经过鉴定之后，运用体外电场刺激、活细胞工作站、细胞运动轨迹分析等技术和方法，观察细胞运动能力的改变及定向迁移的特性。研究发现：①外加电场强度为 16 mV/mm 时，神经干细胞已经表现为显著的向负极定向迁移的特性；②电场强度为 300 mV/mm 时，神经干细胞的运动能力显著增加；③细胞的趋电特性与外加电场的强度和时间有明显相关性；④ Rho 激酶的抑制剂不能抑制神经干细胞的电场反应性，这一点与诱导多能干细胞(iPSCs)及神经元非常不一样；⑤在神经干细胞趋化作用中起到重要作用的细胞因子受体（CXCR4），在其趋电行为上不起作用，说明神经干细胞对电刺激作用的分子机制有其特殊性。

因此，我认为人源性神经干细胞有明显的趋电特性，而应用外加电场刺激为 TBI 后神经修复提供了一种新的技术方法。后续研究将开展神经干细胞的脑内移植，开发在人体加电材料和技术，观察移植后神经干细胞在脑内的迁移、分化，以及最终在脑创伤模型上的应用、对神经功能改善情况进行评估，有望为脑损伤后更有效的神经干细胞治疗提供有力支持。

15. 纳米材料介导的血脑屏障穿透性的提高，有望为 TBI 的药物治疗提供新的前景

纳米材料是直径为纳米大小的结构和装置，如纳米管、纳米纤维、脂质体、纳米粒和纳米胶等。纳米材料可以在分子水平与细胞和组织发生相互作用，对特殊的细胞环境做出反应，甚至可以引起细胞内的生物反应。通过对纳米材料进行修饰，功能化的纳米材料可以与氨基酸、多肽和基因等结合，以进行药物、疫苗的投递和疾病的治疗。

纳米材料的大小决定了其被细胞和组织摄取的能力。一般来说，纳米材料越小，其被细胞和组织摄取的量越多。由于纳米材料的大小也决定了其携带药物剂量的多少，因此，直径＜ 300 nm 的纳米材料被认为可以有效地用于药物投递。

有研究表明，碳纳米管（CNT）与生物组织相容，可以增加神经的信号转导，调节神经生长。有人发现，与生长因子结合的功能化 CNT 能够刺激神经元的生长。但是，CNT 可能存在的毒性或许限制了它的应用。例如，有报道认为 CNT 可引起脂质氧化和氧化结构的产生以及其他毒性，而且由于 CNT 的疏水性，使它易于在体液中聚集。

N- 丁基 -2- 氰基丙烯酸酯（N-butyl-2-cyanoacrylate，NBCA）是一种组织黏合剂。在临床上，它被用于关闭手术切口和改善栓塞动静脉畸形。通过一定的化学反应，NBCA 可以分散聚合成多聚的 NBCA，即 PBCA 纳米粒。PBCA 纳米粒是一种可以快速生物降解的多聚体。体外和体内的研究均表明，PBCA 纳米粒可以帮助蛋白和药物进入细胞和动物的脑内。例如，PBCA 纳米粒可以将吸附在其上的 β- 半乳糖苷酶和抗 α-synuclein 的抗体投递进入培养的神经元，且不影响酶和抗体的功能。研究发现，转染了由 PBCA 纳米粒携带的超氧化物歧化酶（superoxide dismutase，SOD）和抗谷氨酸 NMDA 受体抗体大鼠的小脑神经元，具有明显的抗氧化能力。此外，在动物体内的实验表明，直径为 200 ～ 300 nm 的 PBCA 纳米粒，可以成功地将小分子镇痛剂达拉根（dalargin，726 Da）和洛派丁胺（loperamide，513.5 Da）以及抗肿瘤药物阿霉素（doxorubicin，580 Da）投递到正常动物的脑内。

我和林勇博士团队的研究发现，大鼠血脑屏障的通透性在液压颅脑创伤后 4 小时显著增加，但是此时经静脉给予的、单独的大分子蛋白辣根过氧化物酶（HRP，44kDa）和绿色荧光蛋白（EGFP，29kDa）并不能穿过 BBB。这表明，在液压颅脑创伤后 4 小时，BBB 的开放程度并不足以让大分子蛋白 HRP 和 EGFP 透过 BBB 进入脑组织。然而，通过纳米技术，将 PBCA 纳米粒与 HRP 结合后，再经静脉注射到大鼠体内，结果显示，HRP 可以广泛地被投递到大脑的损伤部位。这一发现也被 PBCA 纳米粒与 EGFP 结合后的投递实验所证实，即在 PBCA 纳米粒的帮助下，不能通过 BBB 的 EGFP 也可以广泛地分布在大脑损伤部位的血管旁。因此，我们上述的研究结果说明了两点：① PBCA 纳米粒是中枢神经系统的一种高效的大分子蛋白投递载体；②在 TBI 的情况下，PBCA 纳米粒的投递具有靶向性，即 PBCA 纳米粒投递的大分子蛋白主要集中在脑组织损伤的部位。此外，我们还发现，在 TBI 情况下，PBCA 纳米粒介导大分子蛋白通过 BBB 的时间明显短于在正常情况下介导的时间。这可能是由于 TBI 后，血管内随血液流动的 PBCA 纳米粒更易黏附在受损的脑血管壁所致。这一发现为 TBI 的快速药物治疗提供了基础。我们的研究是第一次用 PBCA 纳米粒将在 TBI 的情况下也不能通过 BBB 的大分子蛋白，成功地投递到了受损的脑组织。它为利用纳米技术，帮助药物和蛋白（如神经营养因子）治疗中枢神经系统疾病（如 TBI）提供了一个新的前景。我们上述的纳米研究成果已经被英国的纳米网站（nanotechweb.org）介绍给读者。

另外，在基因水平的研究方面，我们通过构建携带 *NGF* 基因的慢病毒载体发现，该载体不仅可以长期地在体外和体内表达成具有荧光特征的 NGF 融合蛋白，而且，该融合蛋白可以明显促进类神经细胞的突起生成以及增强细胞的抗氧化作用。进一步在动物体内的研究显示，在将 *NGF* 基因的慢病毒载体一次性注射至大鼠的海马内后，表达的 NGF 融合蛋白能明显促进 TBI 后大鼠认知功能的恢复。

16. 他汀类药物促进慢性硬膜下血肿吸收的机制可能是调控炎性反应和促血管生成

自 2014 年天津医科大学总医院张建宁和江荣才团队率先报道阿托伐他汀可促进慢性硬膜下血肿吸收后，关于该疗法的机制问题引起国内外关注。近期，该团队通过建立大鼠颅内硬膜下血肿模型，予以 3 mg/（kg·d）阿托伐他汀胃管饲服，连续 7 日，观察到应用阿托伐他汀治疗可促进大鼠硬膜下血肿吸收、改善神经行为功能和认知功能。组织学证实，阿托伐他汀可诱导血肿包膜中的 CD31 阳性微血管增生，抑制其中性粒细胞浸润及炎性相关细胞因子 TNF-α、IL-6 和 VEGF 等的基因表达和蛋白质分泌，但不改变抗炎性细胞因子 IL-10 的表达。进一步与 8 mg/（kg·d）

剂量的阿托伐他汀组相比，低剂量组对大鼠硬膜下血肿的促吸收作用更强，改善大鼠神经行为功能与认知功能的作用更明显，并显示有更强的诱导周围血内皮祖细胞（EPCs）水平上升和血肿包膜中微血管数量增加的作用。同时，与安慰剂对照组、高剂量组比较，低剂量组诱导血管生成相关细胞因子（VEGF、Ang-1、Ang-2 及 MMP-9 等）的基因表达及蛋白质分泌能力最强。虽然该研究只是基于硬膜下血肿模型而不是慢性硬膜下血肿模型，但还是从细胞与分子生物学角度证实了硬膜下血肿的吸收与他汀类药物的炎性反应调控和促血管生成作用密切相关。这为今后优化他汀类药物治疗慢性硬膜下血肿的方案提供了可参照的依据。

颅脑创伤临床新进展

17. 关于地震 TBI 伤员的救治问题

四川大学华西医院神经外科游潮和杨朝华团队报道，四川省芦山县地震导致的颅脑创伤伤员以男性居多，多数为建筑物倒塌砸伤所致，轻型和开放性创伤居多。他们将危重颅脑创伤伤员和多发伤伤员全部集中在外科重症监护病房（surgical intensive care unit，SICU）治疗，由神经外科医师主管、多学科紧密协作，所收治的 69 例严重 TBI 伤员保持零死亡的纪录。说明这是提高神经外科重症伤员救治成功率的一种模式，并为群体事件导致大批 TBI 伤员的救治提供了宝贵经验。它摒弃了以往严重创伤伤员从现场转运至当地小医院，再转至中型医院，最后转至大医院的传统模式，而是从现场复苏直接转至高水平的创伤救治中心医院，抓住了伤后有效救治的"黄金时机"，显著提高了抢救成功率，这为今后科学开展大规模群体 TBI 伤员救治提供了宝贵经验。

18. 阿托伐他汀可能成为慢性硬膜下血肿治疗的可选择药物

慢性硬膜下血肿是临床常见病，85% 以上患者有明确脑外伤史。该病发病率约为每年 5/10 万人，其中年龄＞ 70 岁以上的老人发病率最高，可达到该平均数的 10 倍。尽管钻孔引流术已经成为该病目前公认有效的治疗方法，但是由于各种原因使其术后复发率仍保留在 10%，而不得不接受多次手术，且老年患者复发率更高，对手术耐受更差，预后也更差。为此，一直有学者努力开发可选择的新疗法。地塞米松治疗慢性硬膜下血肿起步于 20 世纪 30 年代并初步显示有效，但直到今天，地塞米松治疗该病的疗效未获得随机对照研究（RCT）证明。香港潘伟生等最新的 RCT 表明，慢性硬膜下血肿患者术后口服地塞米松，其术后复发率与对照组无统计学差异。其他还有使用血管内介入治疗及口服血管紧张素转换酶抑制剂者，尝试降低该病术后复发率，但迄今也没有得到大宗临床试验的证实且无法推广。自2009年开始，天津医科大学总医院神经外科张建宁团队尝试以阿托伐他汀（20mg/晚）治疗慢性硬膜下血肿，并已经在临床观察到应用该药可有效减少术后复发率。2014年更是报道以口服阿托伐他汀作为单一治疗手段对一组23例患者实施试验性治疗，疗程1～6个月，随访观察3～36个月。结果除1例患者治疗2周后血肿增大转为手术治疗外，其余22例患者的血肿完全消失且未复发。治疗期间，3例患者的转氨酶服药后升高，但停药后均转正常。22例受益患者中有4例为长期口服阿司匹林患者。这提示阿托伐他汀可能是治疗慢性硬膜下血肿的可选用药品且对凝血机制异常的患者也可能有效。为进一步证实该疗法的临床效果，张建宁团队发起成立的神经外科循证医学东方协作组（oriental neurosurgical evidence-based team，ONET）于2013年自主设计了"阿托伐他汀治疗慢性硬膜下血肿多中心随机、双盲安慰剂对照临床研究（ATOCH）"。在经过各个协作单位伦理论证后，于 ClinicalTrials.gov 注册，并于2014年正式启动研究。该研究得到了全国25家神经外科单位积极响应，于

2015 年 12 月完成项目要求的所有 200 例患者入组，正在等待其最终随访结果出炉。在此期间，全国各地因各种原因未能纳入该项目，但要求直接接受阿托伐他汀治疗的患者数不断增加，仅天津医科大学总医院神经外科就用此疗法治愈了反复术后复发、血肿巨大或高龄（年龄＞90 岁以上）拒绝手术的病例数十例，其详尽结果还在统计中。2015 年 ATOCH 研究方案被临床研究专业期刊《Trial》评为 Outstanding 并正式发表，阿托伐他汀有望成为慢性硬膜下血肿治疗的可替代疗法。

19. 建立和发展神经外科重症监护病房对提高重型 TBI 患者的救治效果非常重要

中国 NICU 的建立较欧美发达国家起步晚，由于受到医院资源的限制，目前中国绝大多数医院没有配置 NICU。因此，绝大部分严重颅脑创伤患者仍然收治在医院统一的 ICU、SICU 或急诊重症监护病房（EICU）。这种方式的最大缺点是具有丰富临床经验的神经外科医师无法直接诊治患者，而当病情恶化（瞳孔散大、呼吸循环功能不全)再通知神经外科医师处理时，已经错过了抢救的"黄金"时间，导致死残率增加。为了扭转这种片面的"经济价值"观点，神经外科医师应该采取积极有效的措施督促医院建立 NICU，提高严重颅脑创伤患者的救治效果。令人欣慰的是，在上海、北京、天津、深圳等地区的部分医院已经建立了 NICU。NICU 除配置呼吸机、床旁监护仪、血气分析仪、除颤仪等抢救监护设备外，还应配置 ICP 监护仪、降温仪、床旁脑电图、电刺激催醒仪、移动 CT 等专科设备。有条件的 NICU，还应该配置脑组织氧监测仪、脑微透析仪、脑温监护仪、脑彩超等设备。另外，培养一支有丰富经验的医疗和护理队伍也十分重要。

急性重型颅脑创伤术后或非手术治疗的重型颅脑创伤患者进入重症监护病房或专业的神经外科重症监护病房后，应实施系列的神经重症监测，以及时发现患者的病情变化，避免和减轻继发性脑损伤的进展，促进脑功能恢复。同时，应对各脏器功能进行监测，避免和减少系统脏器并发症的发生，达到局部和系统的平衡。基于颅脑创伤的病理生理机制及救治的知识结构和理念，我认为应该建立和发展神经外科重症监护单元，专业救治以急性重型颅脑创伤为代表的神经外科重症患者。在 NICU，对急性重型颅脑创伤患者既要注重实施脑保护治疗，避免和减轻继发性颅脑损伤，同时又要有重症医学的治疗理念，关注各脏器功能的保护，实施系统的重症治疗。重症治疗的理念包括血流动力学及液体治疗、机械通气、镇痛镇静、营养

治疗、血糖控制、感染的预防及治疗、深静脉血栓形成
（deep vein thrombosis，DVT）的预防及治疗、血液净化等。

伤情监测在 TBI 治疗中发挥了重要作用。然而，TBI
患者致伤因素特殊、伤情个体化差异大，创伤后差别显
著，且同一个患者不同时间段的变化也很大，因此监测对
于 TBI 患者的治疗尤为重要，可为治疗不同 TBI 患者提
供有力的参考。为此，为准确判断 TBI 后颅内病理生理变
化，天津武警脑科医院张赛团队创建了以监测为核心，以
rCBF、$P_{bt}O$、$SjvO_2$、BORN-BE、EEG、EP、BT 为 辅 的
多参数联合监测系统，推动了该技术在 TBI 救治中的广泛
应用。

近红外光谱（near infrared spectroscopy，NIRS）是一
种能对脑组织氧合情况进行非侵入性的实时监测技术。近
红外线波长 650～1000nm，它对生物组织具有穿透性（如
皮肤、颅骨等），并可以通过对氧合血红蛋白（oxygenated
hemoglobin，HbO_2）和还原血红蛋白（hemoglobin，Hb）
不同吸收峰值的鉴别，评估颅内血氧含量。TBI 后，随
着 ICP 的增高患者可能会出现脑缺血缺氧的相关症状，造
成大脑的进一步损伤。即使在患者指端血氧饱和度或血气
分析正常的情况下，大脑血氧饱和度也可能明显降低。因
此，在脑损伤的早期阶段，准确有效地脑氧监测有助于及

时发现并纠正患者的脑血氧降低，从而维持足够的脑灌注压，减少由于脑供氧缺乏引起的继发性次损伤，改善患者预后。

第三军医大学第一附属医院神经外科护理团队首次将NIRS 技术应用于监测和评价护理操作时大脑的氧合状态。鲜继淑护理团队在对 36 例重症颅脑创伤患者进行吸痰操作时，用 NIRS 测定和分析患者吸痰前后的脑氧含量变化，从而将其作为评判吸痰效果的一项重要指标。结果表明：虽然吸痰后患者指端血氧饱和度无明显变化，但吸痰后 5分钟大脑的脑氧含量较吸痰前有所改善。当患者的动脉血氧分压 $PaO_2 > 60mmHg$ 时，吸痰前后脑氧含量曲线变化不明显；当患者 $PaO_2 < 60mmHg$ 时，吸痰后脑氧含量曲线明显高于吸痰前，维持时间为 5 ～ 30 分钟。提示危重患者临床监护过程中，应尽量保持 $PaO_2 > 60mmHg$，以保持良好的脑组织氧供；当 $PaO_2 < 60mmHg$ 时，脑组织可能出现缺血、缺氧的现象，需要进行脑氧含量监测。护理人员应积极采取一些干预措施，如加强吸痰、吸氧等，以有效改善脑组织氧供。目前临床上仅以 PaO_2、血氧饱和度（SpO_2）等指标评估吸痰效果，难以真实、准确地反映脑氧代谢水平；而 NIRS 实时监测脑氧含量能客观地评价患者的氧合状态，有助于早期发现脑缺血、缺氧，值得临床

推广应用。

GCS 被广泛运用于临床一线，但是亦具有明显缺陷，常不能准确评估重型颅脑外伤的预后情况。江苏省人民医院傅震团队以重型颅脑外伤性昏迷患者为研究对象，比较 EEG 反应性、EEG 分型和 GCS 三种方法预测预后的临床价值。结果显示 EEG 反应性、EEG 分型和 GCS 预测昏迷患者预后的准确度分别为 87.3%、78.2% 和 74.5%，$P < 0.05$。因此 EEG 反应性是判断颅脑外伤性昏迷患者预后较为理想的预测指标。

此外，重型颅脑创伤可导致凝血功能障碍，使患者死亡率增加 3 倍。对 TBI 患者凝血功能的监测可以及时调整患者的凝血功能，使得患者的凝血功能保持在正常水平。除了上述 ICP、凝血功能等的监测，对 TBI 患者的监测还包括脑氧分压、脑血流和微透析等。目前已经逐步建立了实时多参数监测技术。

南方医科大学南方医院神经外科对于急性颅脑创伤的早期营养治疗做了较深入的研究，目的是要提倡急性颅脑创伤的早期营养治疗理念，规范营养治疗方案。前期研究发现急性颅脑创伤需早期肠内营养治疗，如果肠内营养达不到目标量，则辅以部分肠外营养，这有利于维持消化道屏障的完整性，尽快达到氮平衡，增强机体抵抗力，降低感染发生率，促进患者康复。同时对早期营养目标的策略及实施方法进行了研究，发现尽早留置鼻胃管、根据胃残留量促胃动力治疗、持续营养泵输注、目标量设定等优化的肠内营养均衡的策略可使急性重型颅脑创伤患者尽快达到氮平衡和肠内营养均衡的目标，缩短机械通气时间和平均 ICU 住院天数，降低胃肠道不耐受、肺部感染、血糖紊乱等并发症，对重型颅脑创伤的治疗有重要临床意义。进一步研究发现，很多重型颅脑创伤患者存在着一定程度的胃肠蠕动、消化吸收等多重胃肠道功能障碍。目前临床虽无客观简便的定量评估指标，但这种功能障碍不应阻碍肠内营养的合理实施。胃肠蠕动障碍者可通过胃动力药及更换鼻肠管来实施，从短肽型肠内营养制剂开始的序贯性肠内营养治疗能在一定程度上解决重型颅脑创伤患者小肠消化吸收功能障碍导致的肠内营养不耐受，可作为重型颅脑创伤患者胃肠消化吸收功能不良时的一种推荐策略。推荐对重型颅脑创伤后患者，尤其是肠道吸收功能障碍者采用序贯性肠内营养支持治疗，能更快地达到营养目标治疗策略。

20. 应重视 NICU 中耐药鲍曼不动杆菌感染的发生，并采取有效治疗策略

虽然 NICU 中鲍曼不动杆菌颅内感染的发病率不高，

国内外文献报道也较少，但近年来其发病率有逐渐上升的趋势，开始成为重型颅脑创伤中枢神经系统感染的重要致病菌。目前多重耐药鲍曼不动杆菌（multidrug-resistant acinetobacter baumannii，MDRAB）颅内感染的治疗效果有限，死亡率高。因此，在采取切实有效的感染预防措施的前提下，需积极研究耐药鲍曼不动杆菌颅内感染的有效治疗策略。南方医科大学南方医院神经外科研究发现 NICU 中切口脑脊液漏和脑室外引流是耐药鲍曼不动杆菌颅内感染的主要原因，且病死率高；而脑脊液引流通畅和合理选择抗生素是成功治愈的关键。MDRAB 基于美罗培南的联合治疗和广泛耐药鲍曼不动杆菌（extensively drug-resistant acinetobacter baumannii，XDRAB）基于多黏菌素或替加环素联合舒巴坦钠的治疗能提高治愈率。

21. 急性 TBI 患者必须动态监测颅内压变化，随时调整各种降颅内压的措施

ICP 监测应用于临床已有 50 多年，尽管缺乏 I 级证据，但国内外颅脑创伤诊治指南都将其作为常规监测手段之一予以推荐。然而，2012 年 12 月《新英格兰医学杂志》发表了美国学者 Chesnut 等的 Benchmark Evidence from South America Trials：Treatment of Intraeranial Pressure

（BEST：TRIP）研究。研究结果显示，对于重型颅脑创伤患者，将目标集中于控制 ICP 在 ≤ 20mmHg 内治疗模式的疗效，并不优于以影像和临床监测的治疗模式。由于这是 ICP 监测应用于重型颅脑创伤疗效评估的第一个随机、对照、前瞻性研究结果，其结论引起了国内外神经外科医师的极大关注和热议。该项研究的发起者 Chesnut 本人也在多家国际学术杂志上发表评论和回应，指出：① BEST：TRIP 试验并不是针对 ICP 监测的一项研究，而是对比两种不同治疗方案的研究；②试验的样本量还不能排除一些特定亚组患者的治疗有效性；③该试验的目的是为了让我们重视该类研究的开展，未来还需要进一步的研究评估特定亚组的 ICP 监测的作用、监测的阈值和治疗方案；④由于院前急救环境及使用经验的不同，该试验仅具备高度内部有效性，但外部有效性很低；⑤ ICP 监测对于颅内压的控制作用并不能在该研究中反应；⑥该试验的结果不应该改变我们对于 ICP 监测的临床应用。为此，进一步探究特定亚组行 ICP 监测的作用、监测的阈值和治疗方案成为了目前 TBI 救治的一个关键热点。

中国 TBI 数据库的资料显示，急性 TBI 住院患者的 ICP 监测率仅为 7.0%（836/11 937），远低于发达国家。南方医科大学南方医院进行的临床对照观察性研究发现，在

ICP 监测下实施以维持脑灌注为目标的治疗，能明显减少继发性缺血的发生，降低渗透性治疗措施，ICP 监测组的预后明显优于无 ICP 监测组。因此，在无颅内高压的情况下经验性使用降颅压治疗策略会给急性颅脑创伤患者带来负面作用。

目前美国神经外科医师协会颁布的《重型颅脑创伤救治指南》最新为 2007 年版本，在此之后再无更新，而指南中所推荐的 ICP 监测指征也是根据以往研究得出的。目前还一贯地只是将重型颅脑创伤作为 ICP 监测的指征，这是否过于宽泛或笼统？我们在未来的研究中应该为 ICP 监测寻求更有力的证据和更加有针对性的指征。复旦大学附属华山医院神经外科创伤中心周良辅院士、胡锦教授团队对目前针对 ICP 监测是否可以提高 TBI 患者预后的研究进行了系统综述和 meta 分析，结果显示：虽然对于所有纳入的研究进行分析得出 ICP 监测并不能改善患者的死亡率，但在随后的分层分析中发现，对于 2012 年以后发表的研究而言，meta 分析结果显示 ICP 监测患者的病死率要明显低于未进行 ICP 监测的患者；而对于 2012 年以前发表的研究并没有发现这种趋势。提示随着近期 ICP 监测在各级医院使用率的逐渐增加以及 ICP 指导下的 TBI 救治的日益熟练，ICP 监测对于改善 TBI 患者预后的益处日益凸显。

重型颅脑创伤患者异质性明显，不同类型损伤所致的颅内高压的发生率和病理生理变化差异很大。为此，我们就需要从中探究出更适合于进行 ICP 监测的特定亚组，以改善患者的预后。周良辅院士、胡锦教授团队牵头进行的多中心回顾性观察研究纳入了来自中国 9 个省份 22 家医院的 TBI 病例，根据纳入条件进行筛选后最终共纳入 1443 例中重度颅脑创伤患者。分析结果显示受伤机制、GCS 恶化、Marshall CT 分级、多发伤、硬膜下血肿、脑内血肿、ICP 利用率和神经创伤中心规模均是影响 TBI 患者行 ICP 监测的因素。而对于 ICP 监测与 TBI 患者的预后，虽然结果显示总体上 ICP 监测并不影响患者的病死率，但分层分析后发现对于死亡概率＞ 0.6、GCS 由 9 ～ 12 分恶化至 3 ～ 8 分、入院 GCS 3 ～ 5 分的患者行 ICP 监测的病死率显著低于未行 ICP 监测的患者。这说明对于这部分特定亚组患者进行 ICP 监测将有助于改善患者的预后。

在重型颅脑创伤患者中，弥散性颅脑损伤（Marshall CT 分级 1 ～ 4 级）是一类特定的亚组，患者虽没有明显的血肿占位，但常表现为脑肿胀、基底池受压或消失、伴或不伴中线移位，这类患者常出现颅内高压，甚至发展为顽固性颅内高压，对这类患者进行 ICP 监测可以有效地控制和评估颅内高压，稳定病情。周良辅院士、胡锦教授团队进行的上述多中心回顾性观察研究分析发现，对于重型弥散性损伤的 TBI 患者，ICP 监测下的 TBI 救治可以明显降低患者的病死率，且对极重度 TBI（GCS 3～5 分）和 Marshall CT 4 级的患者效果更明显；另外，ICP 监测下的 TBI 救治虽不能改善总体的不良预后率，但对于极重度 TBI 患者改善效果显著。因此，推荐对重型弥散性损伤患者积极进行 ICP 监测。

山东大学齐鲁医院黄齐兵团队回顾性研究了 2008 年 6 月—2012 年 2 月在本院收治的 216 例手术干预的重型颅脑损伤患者（GCS 3～8 分），其中未应用 ICP 监测探头的患者为对照组，共 48 例；应用 ICP 监测的患者为研究组，共 168 例。再将研究组分为 A、B、C 三组，根据 ICP 变化予以相应的阶梯式治疗，以达到理想的 ICP 控制及维持脑灌注压的目的，从而探讨分析 ICP 监测在重型颅脑创伤治疗中临床应用和预后之间的关系。结果显示：与对照组相比，研究组致残率及病死率明显降低，预后改善，尤其是先行开颅手术再行脑室型 ICP 监测探头置入术组患者预后较好；研究组应用甘露醇的剂量及时间较对照组明显减少，术后 ICP 控制良好者预后较好。研究结果证实了应用 ICP 监测在重型颅脑创伤患者治疗中的重要作用，可以提高救治成功率，降低病死率，改善预后，为临床救治重型颅脑创伤患者提供了重要的指导方法。他们还回顾性分析了 2010 年 10 月—2012 年 1 月收治的 40 例均行双侧去骨瓣减压术的特重型颅脑创伤患者（GCS 3 ～ 5 分）。将40 例患者按入院先后随机分为三组：A 组 12 例先置入脑室型 ICP 监测探头再行开颅手术；B 组 15 例先行开颅手术再置入脑室型 ICP 监测探头；对照组 13 例行单纯性 ICP监测探头置入术。通过不同的手术方式，比较各组 ICP 控制情况、脱水剂使用时间和剂量及预后，来探讨脑室型ICP 监测对特重型颅脑创伤后 ICP 增高治疗的临床应用价值。结果显示：A 组、B 组 ICP 控制在 < 15mmHg 者明显优于对照组，且甘露醇使用的剂量及时间明显减少，预后较好。对于特重型颅脑创伤患者，能够缩短抢救时间，以尽早行开颅去骨瓣减压术，术毕再行脑室型 ICP 监测探头置入术，对患者的抢救成功率及预后改善具有非常重要的价值。研究结果证实了应用脑室型 ICP 监测探头可明显减少甘露醇的使用时间和剂量，可通过脑脊液引流降低颅内压，提高特重型颅脑创伤患者的救治成功率，具有很高的临床价值，值得广泛推广应用。

关于 ICP 监测在急性颅脑创伤患者中是否有价值？我的回答是肯定有价值！就像高血压患者需要动态监测血压一样，必须根据患者的血压动态变化随时调节药物用量。

急性颅脑创伤患者必须动态监测 ICP 变化，随时调整脱水剂用量和频率，决定是否需要行去骨瓣减压术、是否需要降温处理、是否需要脑脊液引流等。

22. 关于 TBI-AC 的发病与救治问题

TBI 常常并发凝血功能障碍，导致急诊手术的延误以及患者进展性颅内出血的发生，增加患者的致死与致残率。虽然目前对导致 TBI-AC 发生的机制有多种猜测，但其具体机制仍然不清。复旦大学附属华山医院神经外科在国际上首次通过对 81 例单纯性 TBI 患者入院时血浆中 FVⅡ活性水平进行检测发现，TBI-AC 者 FVⅡ平均活性为（85.69±34.88）%，显著低于无凝血功能障碍的患者 [FVⅡ平均活性为（99.57±29.37）%]。另外，进展性脑出血患者 FVⅡ平均活性为（70.76±18.21）%，也显著低于无进展性脑出血患者 [FVⅡ平均活性为（105.76±32.27）%]。FVⅡ水平 < 77.5% 是 TBI 患者出现凝血功能障碍和发生进展性颅内出血的独立危险因素。研究证明了 TBI 后 FVⅡ活性下降与 TBI-AC 和进展性脑出血的密切相关性。

目前，临床上已经有人重组 FVⅡa 药物可用于纠正患者的凝血功能障碍，研究也报道了 TBI-AC 患者给予人重组 FVⅡa 较其他血制品可以迅速纠正凝血功能障碍和大出血的发生，但高剂量重组 FVⅡa 药物的使用又可能给 TBI 患者带来发生血栓事件的风险。为此，复旦大学附属华山医院神经外科应用小剂量人重组 FVⅡa 纠正患者凝血功能障碍，结果发现 TBI-AC 患者给予小剂量重组 FVⅡa 后不仅能迅速改善凝血功能，减少进展性脑出血的发生，而且并不会增加体内血栓事件的风险。该研究结果证实了小剂量重组 FVⅡa 在纠正 TBI 后凝血功能障碍中的有效性和安全性。

复旦大学附属华山医院神经外科的临床经验是：TBI 患者应该严密监测其凝血功能，对于 TBI-AC 患者，如果出现或有风险出现进展性颅内出血，可以迅速给予小剂量重组 FVⅡa 联合其他血制品纠正凝血功能障碍，以防后术中大出血和进展性颅内出血的发生。如果患者出现脑疝情况需急诊手术，可以在术中一边积极纠正凝血功能障碍一边行开颅手术。

23. 临床实践中应正确严格掌握去骨瓣减压术的手术指征

虽然去骨瓣减压术是对重型颅脑创伤难治性颅内高压、经脱水利尿等降颅压治疗无效患者所采取的挽救生命的有效步骤和最后手段，但其疗效仍存在争议。2011 年 4

月，《新英格兰医学杂志》发表了澳大利亚学者 Cooper 等的《去骨瓣减压术治疗弥漫性外伤性脑损害的前瞻性随机对照研究》一文，引起了国内外神经外科医师的极大关注和热议。他们将 CT 证实有脑挫裂伤出血、ICP 为 20mmHg 的患者随机分为去骨瓣减压组和非手术组。RCT 研究结果发现，早期采用双额、颞、顶去骨瓣减压术治疗，虽然能有效降低 ICP 并缩短在重症监护病房（intensive care unit，ICU）的治疗时间，但不能改善患者的预后。该研究只能说明，对 ICP 为 20mmHg 的轻度 ICP 升高的脑挫裂伤患者行去骨瓣减压术无效，提醒我们不要盲目扩大去骨瓣减压术的手术指征。但是，该研究无法证明当 ICP ＞ 30mmHg 或＞ 40mmHg，甚至出现脑疝时行去骨瓣减压术也无效！

中国神经外科医师是应继续坚持还是放弃采用去骨瓣减压技术抢救危重颅脑创伤患者呢？我和我的团队组织中国颅脑创伤临床专家，参考国内外主要文献，结合中国国情伦理和临床经验，制定了《颅脑创伤去骨瓣减压术中国专家共识》，为我国神经外科医师正确掌握去骨瓣减压术的适应证、禁忌证、手术时机和方法及其相关问题的处理提供了可靠依据，并发挥了重要的指导作用。

颅脑创伤去骨瓣减压术手术指征中国专家推荐：①强力推荐：重型颅脑创伤瞳孔散大的脑疝患者，CT 显示脑挫裂伤、出血、脑水肿、脑肿胀和脑梗死等占位效应明显（中线移位、基底池受压）；ICP 进行性升高、＞ 30mmHg 持续 30 分钟的重型颅脑创伤患者。②推荐：进行性意识障碍的急性颅脑创伤患者，CT 显示脑挫裂伤、出血、脑水肿、脑肿胀和脑梗死等占位效应明显（中线移位、基底池受压）、经渗透脱水及利尿药物等一线治疗方案颅内高压无法控制的患者。③不推荐：双侧瞳孔散大固定、对光反射消失、GCS 3 分、呼吸停止和血压不稳定等晚期脑疝濒死的特重型颅脑创伤患者。

颅脑创伤去骨瓣减压术方法中国专家推荐：单侧大脑半球损伤患者采用一侧标准外伤大骨瓣减压术，双侧大脑半球损伤患者行双侧标准外伤大骨瓣减压术或冠状前半颅减压术，颞底减压必须充分；对于术中严重脑挫裂伤、脑肿胀发生脑膨出的患者，应尽量清除失活脑组织和必要内减压。根据颅内高压程度可切除颞肌，增加颅腔代偿容积。提倡颞肌筋膜与硬脑膜减张缝合，也可采用人工硬脑膜行减张缝（粘）合。有条件的单位在去骨瓣减压术后建议行 ICP 监测技术，用以指导术后规范化治疗和伤员预后判断。

南方医科大学南方医院漆松涛和邱炳辉团队根据脑挫裂伤的部位和严重程度，以降低 ICP、维持脑灌注和保护脑功能来选择手术策略，将单侧脑挫裂伤的手术方案分为4类：Ⅰ类为挫裂伤不处理，仅行去大骨瓣减压术；Ⅱ类为去骨瓣减压联合挫裂伤灶切除术；Ⅲ类为去骨瓣减压联合安全脑叶切除术；Ⅳ类为仅行挫裂伤灶切除术，不行去骨瓣减压术。术前根据挫裂伤部位和严重程度、减压和脑保护治疗原则制订不同的手术策略，手术干预以降低ICP、维持脑灌注和保护脑功能。结果发现，单纯去骨瓣减压和去骨瓣减压联合安全脑叶切除在保护脑功能方面优于去骨瓣减压联合挫裂坏死灶切除，能使治疗效果提高。

研究人员又将双侧脑挫裂伤的手术治疗策略分为6大类：第1类，双侧挫裂伤严重程度不一，对挫裂伤严重、导致颅内高压危象及神经功能障碍的一侧实施去骨瓣减压联合挫裂伤灶清除术，另一侧由于位于功能区或挫裂伤灶小、对疾病的进展不负主要责任可不处理，实施保守治疗。第2类，双侧挫裂伤病灶均较大，一侧占位更明显，在该侧实施血肿清除并去骨瓣减压术后，由于对侧血肿较大会引起疾病继续进展，需实施对侧血肿清除术。因此，这一类应争取一次切口能包括两个手术部位。第3类，双侧挫裂伤不平衡，在一侧实施挫裂伤病灶清除并去骨瓣减压术后，脑组织压力仍高，颅内高压未解除，而对侧挫裂伤灶不大，引起占位效应的原因主要以脑肿胀和水肿为主时，实施另一侧去骨瓣减压术。第 4 类，双侧散在脑小挫裂伤，以脑肿胀和脑水肿为主，行双侧去大骨瓣减压术，类似于弥漫性脑肿胀的治疗。第 5 类，双侧挫裂伤严重但较局限并有血肿形成，单纯清除挫裂伤病灶及血肿后，能达到控制颅内高压的目标，不需去骨瓣减压。由于单纯切除挫裂伤灶很难阻止术后脑水肿、脑缺血导致的继发性颅内高压进展，因此临床采取此手术策略时需谨慎，主要适用于老年人颅内压代偿空间大的病例，且术后需在持续动态 ICP 监测下治疗。第 6 类，双侧挫裂伤病灶均大且水肿、肿胀明显，需行双侧挫裂伤病灶清除并行去骨瓣减压术，由于该术式会造成脑叶切除后的功能障碍，尤其是术后的精神情感功能障碍，需谨慎实施。但如果为双侧瞳孔散大病例，应尽早干预治疗。通过手术治疗降低重型颅脑创伤的死亡率和致残率是我们的目标，具备脑保护的手术理念和脑保护的手术操作技术更有助于改善预后，虽然这一概念尚不够确切，但这一理念值得在临床进一步推广。

四川大学华西医院神经外科游潮和杨朝华团队的临床研究发现，术中脑膨出必须去骨瓣减压，如果术中没有出现脑膨出则可以保留骨瓣，术前 GCS ≤ 6 分、双瞳孔散大可作为实施去骨瓣减压术的参考手术指征。手术保留骨瓣者，有 14.4% 可能需要二次手术，可进行挽救性去骨瓣减压术，术前初始 ICP 高是进行挽救性去骨瓣减压术的一个独立危险因素。

中南大学湘雅医院刘劲芳团队认为，TBI 患者 ICP 增高且药物控制不良时，通常采用去大骨瓣减压术进行治疗，以期快速有效地降低 ICP、提高脑灌注压、增加脑血流量，从而降低 TBI 患者，尤其是重型颅脑创伤患者的死亡率。但是，行去大骨瓣减压术后，易出现脑膨出、新发颅内血肿和（或）脑挫裂伤病灶扩大、脑梗死等相关并发症。因此，去大骨瓣减压术虽然可以降低死亡率，但术后患者的植物生存率、重度致残率高，故应严格掌握手术指征。

24. 钻孔外引流结合腰大池引流是治疗外伤性进展型硬膜下积液的有效方法，值得推广

去骨瓣减压术是目前救治重型颅脑创伤及脑疝患者的主要手段，但术后易发生同侧或对侧硬膜下积液，是颅脑创伤后常见并发症之一。对于少量硬膜下积液、无任何脑受压的患者无须特殊处理，多会自行消失。而对于进展型硬膜下积液又称顽固性硬膜下积液的患者，则会导致 ICP 持续增高，如不及时发现并正确处理将会加重脑损害，甚至危及患者的生命，从而影响患者的预后。进展型硬膜下

积液分为不同类型，部分患者的硬膜下积液与脑室脑池相通，部分患者的硬膜下积液则与脑室脑池不通。不同类型的硬膜下积液所采取的治疗方法也不相同。对于进展型硬膜下积液的处理包括硬膜下积液穿刺引流、腰椎穿刺持续引流、硬膜下积液 - 腹腔分流术及开颅手术将硬膜下积液腔与脑池打开等。山东大学齐鲁医院黄齐兵团队回顾性分析了 2012 年 1 月—2014 年 10 月收治的 20 例因重型颅脑创伤行去骨瓣减压术后出现对侧进展型硬膜下积液患者（GCS 3～5 分），8 例行单纯钻孔外引流术为对照组，12 例在常规钻孔外引流术基础上联合应用腰大池引流为观察组，对治疗效果、引流管留置时间及治愈时间进行组间比较，来探讨钻孔外引流结合腰大池引流治疗去骨瓣减压术后对侧进展型硬膜下积液的临床应用价值。结果显示：所有患者在治疗过程中均未出现切口漏及颅内感染，观察组对侧进展型硬膜下积液引流管置管时间及治愈时间明显优于对照组，12 例应用腰大池引流治疗后出现 4 例脑积水，后行脑室腹腔分流术。对于外伤性进展型硬膜下积液，应用钻孔外引流结合腰大池引流治疗，主要作用在于促进脑组织复位、控制 ICP 变化并消除蛛网膜的单向活瓣功能，同时避免治疗过程中形成新的蛛网膜单向活瓣，促进积液的吸收。该方法操作简单、创伤小、并发症少，为临床治疗此类型硬膜下积液提供了一种好的方法，值得推广。

25. TBI 后长期昏迷的诊断和催醒方法应综合多方面因素进行考虑

患者出现认知、觉醒及知觉丧失被称为昏迷，持续 1 个月以上者称为长期昏迷。重型颅脑创伤导致长期昏迷的发生率为 0.52% ～ 7.33%。TBI 后发生昏迷的主要原因在于致伤因素对脑干网状结构及其投射纤维的损伤或对于皮质的弥散性损害。TBI 患者伤后长期昏迷的相关因素主要有年龄、伤情（GCS）、颅内血肿、ICP 值、下丘脑损害、中枢性高热、抗利尿激素释放异常、脑干损伤、呼吸功能不全、全身严重合并伤、癫痫以及脑积水等。TBI 患者年龄越大、伤情越重，长期昏迷的发生率及致残致死率越高。重型颅脑创伤并发颅内血肿，尤其是脑内血肿的患者长期昏迷发生率和致残致死率均高于无颅内血肿的脑外伤患者，但也有长期昏迷发生率与同等伤情无颅内血肿患者无明显差异的报道。TBI 后伴发颅内高压（ICP > 2.7kPa）的患者，ICP 升高越明显，长期昏迷发生率越高，患者预后越差。TBI 伴发下丘脑损害、脑干损伤、全身合并伤、脑积水的患者，其长期昏迷植物生存状态发生率也显著增加。

重型颅脑创伤后脑损伤发生的病理生理学及分子机制尚待研究确定。大多数重型颅脑创伤患者会在早期出现脑缺血改变。中南大学湘雅医院刘劲芳团队通过对单光子必射计算机断层扫描（SPECT）发现，重型颅脑创伤患者早期出现颅内多部位的脑缺血改变，而双侧丘脑区的缺血性改变则只在迁延性昏迷患者中出现，因此，双侧丘脑区的缺血性改变与迁延性昏迷的发生具有相关性。

在诊断 TBI 后长期昏迷的患者时，应注意以下几点：首先，对 TBI 急性期后长期昏迷诊断的首要前提是排除是否存在需要手术治疗的情况，如较大的占位或脑积水等。在植物状态死亡患者的尸检中，通常可以见到脑室扩张。格拉斯哥研究记录的"脑积水"发生率为 77%。虽然并非所有的脑室扩张都是真正意义上的脑积水，但的确有相当部分植物状态 / 微意识状态的患者在接受脑积水分流手术后出现了好转。其次，要注意与其他导致觉醒和定向力、启动力下降的临床病症相鉴别，如脑死亡、失用症、闭锁综合征、精神分裂症性紧张症、情绪性抑郁、帕金森病木僵等。这些病症均部分表现为意识状态的失常，不能轻易将患者诊断为长期昏迷。最后，要全面认识现有检查手段的作用与局限性。EEG 是一个有用的检查手段。较为重要的是，通过 EEG 检查，可以判断癫痫状态是痉挛性的或是非痉挛性的，而后者更容易也更有可能被遗漏，从而与意识障碍相混淆。感觉诱发电位 P250 振幅的出现可能是植物状态患者存活的一个预后因素；SPECT 和正电子发射计算机断层扫描（PET）是强有力的诊断成像工具，可以对区域脑功能进行无创伤评估。

26. 虽然 TBI 后长期昏迷患者的催醒方法较多，但由于均缺乏严格的随机双盲对照研究，导致难以评估其临床疗效

由于目前临床采用的催醒方法缺乏严格的随机双盲对照研究，所以其疗效难以被肯定，甚至有人认为 TBI 后长期昏迷患者的苏醒是自然恢复过程，催醒治疗无任何作用。虽然如此，但目前世界各国医师均常规采用康复训练和药物催醒等综合疗法，期望促使长期昏迷患者苏醒。长期昏迷催醒治疗应包括预防各种并发症、使用催醒药物、减少或停止使用苯妥英钠和巴比妥类药物、交通性脑积水的外科治疗等。

高压氧是 TBI 后长期昏迷患者治疗的可选手段。我国高压氧舱设施分布广泛，为昏迷患者提供了方便的治疗途

径。高压氧治疗昏迷的主要机制在于改善脑细胞的供氧，使部分功能可逆的细胞恢复功能，促进轴索再生，建立新的轴索联系，激活网状上行激活系统，同时可以通过降低血管通透性控制脑水肿。高压氧治疗期间应结合其他治疗方式以提高治疗效果。

目前，针对长期昏迷患者在临床可以选用的药物种类较多。多巴胺能制剂包括左旋多巴、金刚烷胺、溴麦角环肽。左旋多巴治疗存在药物依赖、失代偿和戒断症状；金刚烷胺对创伤昏迷的短期治疗效果得到严格实施的随机对照研究结果证实。胆碱酯酶抑制剂可以增强胆碱能递质系统功能，可选药物包括多奈哌齐、卡巴拉汀、加兰他敏。兴奋性氨基酸拮抗剂，可以阻止谷氨酸盐释放，减少兴奋性毒性作用，如美金刚。麦角碱类可通过拮抗肾上腺素作用增加脑血流量及能量代谢，有促进认知功能恢复的药理作用。

电刺激治疗在长期昏迷催醒领域展现出较有希望的应用前景。右正中神经电刺激，通过在右腕部正中神经走行区域皮肤电极施加电刺激，兴奋性信号通过脊髓、脑干网状结构、丘脑至皮质，对生命体征影响很小，ICP 通常维持稳定，没有明显的并发症出现。上海交通大学医学院附属仁济医院神经外科高国一团队对颅脑伤昏迷患者的大样本对照研究证实，电刺激治疗对昏迷患者伤后 6 个月的意识恢复有显著促进作用，方法简便、安全，可以在伤后早期使用。高颈段脊髓电刺激术，在颈段脊髓硬膜外埋置刺激电极，对脊髓背柱施加持续的电刺激干预，可以起到提高脑血流量、促进多巴胺等神经递质释放、提高脑葡萄糖代谢率等作用，对植物状态患者有促醒作用。脑深部电刺激术通过立体定向手术将刺激电极植入脑的深部神经核团或其他神经组织并进行电刺激，从而改变相应核团或神经环路的兴奋性。以中脑网状结构、丘脑的中央中核和束旁核复合体为刺激靶点实施脑深部电刺激对长期昏迷患者有促醒作用，该治疗方法需要专门设备和技术，其疗效机制有待深入研究。其他类型的脑刺激术包括迷走神经刺激、经颅直流电刺激、经颅磁刺激、外周感觉刺激促醒程序等方法，其昏迷促醒效果仍需要观察和评估。

中医中药是我国对意识障碍治疗的独特手段。通过辨证施治，施以醒脑开窍的单药或组方，并配合穴位针灸、经络推拿等手段，辅助以综合性感觉刺激干预，对患者苏醒有帮助作用。

27. 排除手术禁忌证和病情允许的前提下，对颅骨缺损患者应尽早实施颅骨成形术

创伤性颅骨缺损通常由凹陷性粉碎性颅骨骨折、开放性颅脑创伤等原因所导致；此外，随着去骨瓣减压术的普及，因重型闭合性颅脑创伤合并难治性颅内高压而行去骨瓣减压术所致的颅骨缺损已经成为临床上最为常见的颅骨缺损原因。较大范围的颅骨缺损患者因大气压使局部头皮下陷，可能会导致 ICP 的不稳定、脑组织移位、大脑半球血流量减少和脑脊液循环紊乱，从而引起一系列临床表现，称为 trephined 综合征（颅骨缺损综合征、皮瓣内陷综合征）。其主要症状包括头痛、眩晕、易激惹、癫痫、无其他原因可解释的不适感和各种心理障碍。颅骨成形术除能够修复颅骨缺损、恢复患者头颅外貌和保护功能外，还能有效地恢复脑脊液动力学和大脑皮质血流灌注，有利于减少颅内并发症、促进患者神经功能恢复。浙江大学医学院附属第一医院杨小峰、温良团队主张在去骨瓣减压术后 3个月内早期行颅骨缺损成形术，理由如下：①神经功能修复的前提和首要步骤是结构的修复，颅骨缺损成形术重建了颅骨结构，有助于脑功能的重建和部分并发症的治疗。临床观察发现部分去大骨瓣减压术后的硬膜下积液或脑积

水在颅骨修补后可自愈。②颅骨成形术后，皮质血流灌注及神经功能均能得到改善。研究通过 MRI 或 CT 的皮质灌注显像发现颅骨成形术能够改善去骨瓣减压术后患者的脑组织灌注水平，纠正脑脊液循环的紊乱。回顾性研究发现，对 TBI 去骨瓣减压患者分别采用早期颅骨成形术或常规颅骨成形术，观察不同时间颅骨成形术对患者预后的影响。结果发现早期颅骨成形术组患者在伤后 15 个月的神经功能预后评分显著高于常规颅骨成形术组患者。③关于颅骨成形术相关并发症的发生，早期实施与晚期实施相比并无明显差异，或并未有确切证据表明早期修补增加并发症发生的风险，甚至有助于降低相关并发症的发生率。

虽然到目前为止，早期颅骨成形术是否能够明确改善 TBI 行去骨瓣减压术后患者的预后仍缺乏足够大数据的证据支持，但是在排除手术禁忌证和病情允许的前提下，应尽早实施颅骨成形术，目前此观点已经逐步被神经外科医生所接受。

美国《重型颅脑创伤救治指南》第3版之我见

——指南有待更多的临床证据加以补充和完善

2007年，美国《Journal of Neurotrauma》全文刊登了美国第3版《重型颅脑创伤救治指南》，内容包括15个方面：血压与氧合、高渗性脱水、低温治疗、预防感染、预防深静脉血栓、ICP监测指征、ICP监测技术、ICP治疗阈值、脑灌注压阈值、脑氧监测与阈值、麻醉镇痛镇静、营养、预防癫痫、过度通气、激素。该指南基本涵盖严重颅脑创伤救治的主要问题，正确反映了当今TBI救治的重要观点，论据充分，具有重要指导价值，已经对全世界TBI

救治发挥了重要指导作用。然而，该指南没有描述 TBI 的影像学改变、多发伤诊治、神经源性肺水肿出血防治、肺部感染防治、消化道出血和胃肠道功能紊乱防治、肝肾功能不全防治、去骨瓣减压术指征和方法、创伤性脑积水分流术指征和时机、硬膜下积液的防治、颅内感染诊治、颅骨成形术时机和材料等方面，有待更多的临床证据加以补充和完善。《重型颅脑创伤救治指南》发表已经 9 年了，全世界关于 TBI 的 RCT 又有重要进展。另外，更期待将来临床大数据分析和 CER 的结果，对《重型颅脑创伤救治指南》进行修改和不断完善，才能正确指导全球严重颅脑创伤患者的临床救治。

颅脑创伤"中国指南"和"中国专家共识"之我见

2008 年以来，由我牵头制定，中国医师协会神经外科医师分会、中华医学会创伤学分会的颅脑创伤专家参与，修订了多个颅脑创伤救治"中国指南"和"中国专家共识"，分别发表在《中华神经外科杂志》和《中华创伤杂志》，包括：《中国颅脑创伤外科手术指南》《中国颅脑创伤脑保护药物指南》《中国颅脑创伤颅内压监测专家共识》《中国颅脑创伤危重病人营养支持专家共识》《颅脑创伤去骨瓣减压术中国专家共识》《颅脑创伤后脑积水诊治中国专家共识》《颅脑创伤长期昏迷诊治中国专家共识》等。"中国指南"

和"中国专家共识"以全球循证医学证据为基础，充分结合中国大量 TBI 病例的临床经验和教训，制定出适合中国 TBI 临床救治的专业性文件，对于规范我国 TBI 救治发挥了重要指导作用。目前存在的主要问题包括：一是如何将"中国指南"和"中国专家共识"推广到全国地县级医院和其他基层医院，切实落实到临床 TBI 诊治工作中，整体提高我国 TBI 的救治效果；二是如何正确理解和灵活应用"指南"，而不是全盘照搬，应该结合每位患者的实际情况，实施个体化精准医疗。同样，我更期待将来中国 TBI 大数据分析和 CER 结果，对 TBI "中国指南"和"中国专家共识"行更新和修改，对我国严重颅脑创伤患者的临床救治发挥更大的指导作用。

颅脑创伤临床多中心随机对照研究对临床的指导价值与争议

2001年以来，关于颅脑创伤国际临床多中心随机对照研究的成果相继发表在《新英格兰医学杂志》《柳叶刀》等杂志。研究内容包括 TBI 患者的 ICP 监测、去大骨瓣减压术、低温技术、超大剂量糖皮质激素、钙拮抗药、黄体酮、止血剂等，引起全世界神经外科医师的高度关注，极大地影响了全球 TBI 的临床救治方法。虽然有关200多种药物治疗 TBI 的临床随机对照临床研究争议较小，但是，如何科学、客观、准确地解读 ICP 监测技术、去骨瓣减压术、低温技术等国际循证医学证据，如何认真总结和客观分析相关临床循证医学证据，才能真正促进我国 TBI 的临床规范化治疗呢？这是需要每一位神经外科医师都需要思考的问题。

28. 随机对照临床研究的方法学毋庸置疑，为全球 TBI 的规范化救治发挥了重要作用

所有药物治疗 TBI 的随机对照研究都是严格按照随机、双盲、前瞻性、多中心研究得出的科学结论，其结果毋庸置疑，属于一级证据，国内外无明显争议。其推动了全球 TBI 的科学救治、规范化救治。例如：由于任何脑保护药物均需通过临床循证医学研究，这极大地减少了药物浪费和经费负担，也减少了药物的不良反应。另外，随机对照研究发现：ICP ≤ 20mmHg 的脑挫裂伤患者行去骨瓣减压术无效，提出不要盲目扩大去骨瓣减压术的指征，这为明确急性脑挫裂伤患者的去骨瓣减压术指征提供了科学证据；ICP ≤ 20mmHg 的 TBI 患者行 ICP 监测不能提高患者的治疗效果，提出了合理应用 ICP 监测的指征，这为制订 ICP 监测技术应用于严重脑挫裂伤、颅内出血占位的重型颅脑创伤患者或 TBI 开颅术后高颅内压的患者提供了科学依据；48 小时短时程亚低温技术复温太早会导致颅内压反跳，而且不能整体改善重型颅脑创伤患者的预后，仅能

改善有颅内出血占位效应的重型颅脑创伤患者的预后和生存质量，这为将来规范亚低温治疗重型颅脑创伤的临床指征、减少因低温所致并发症导致的死残率增加提供了有价值的临床证据。

29. 由于随机对照临床研究的局限性，不能盲目误读和无限放大循证医学的研究结果

随机对照临床研究的局限性主要包括：TBI 患者之间的伤情和病理类型存在显著差异（单纯采用 GCS 伤情评分随机分组，未考虑 CT 影像、ICP、合并伤等因素）、参加医院之间的救治方法和医护条件存在差异性、伦理学、样本量等。

澳大利亚 Cooper 教授的团队将 ICP 为 20mmHg 的急性脑挫裂伤患者随机分为去骨瓣减压术组和非手术对照组。结果发现去骨瓣减压术虽然能够明显降低 ICP，但是不能改善患者预后。该研究只能告诉我们，ICP 为 20mmHg 的 TBI 患者采用去骨瓣减压术无效。但是，不能扩大理解为 ICP > 20mmHg、ICP > 30mmHg、ICP > 40mmHg 甚至出现脑疝者及所有脑挫裂伤患者行去骨瓣减压术也无效。该研究的价值在于告诉研究人员不要盲目扩

大去骨瓣减压术的指征，去骨瓣减压术仅用于非手术治疗无效的恶性颅内高压患者。2013 年，中华神经外科学会神经创伤专业组制定的《颅脑创伤去骨瓣减压术中国专家共识》指出，对于意识进行性下降、CT 显示颅内出血占位效应增加、ICP 进行性升高（＞ 30mmHg）、药物无法控制的急性颅脑创伤患者应该行开颅手术，必要时行去骨瓣减压术。

Chesnut 教授带领的南美研究团队研究发现，ICP 监测技术不能提高 TBI 患者的治疗效果。仔细分析他们收集的 TBI 患者 ICP 数值发现，93% 的数值≤ 20mmHg。该研究只能告诉研究人员，ICP 正常或者轻度升高的 TBI 患者采用 ICP 监测技术不能带来任何益处，反而还可能增加并发症发生风险和经济负担。但是，这不能说明对于严重颅内高压的 TBI 患者行 ICP 监测也无益。欧美大样本回顾性临床研究发现：ICP 监测技术能显著提高严重颅脑创伤患者的临床疗效。2011 年，中国医师协会神经外科医师分会、中国神经创伤专家委员会制定了《中国颅脑创伤颅内压监测专家共识》。该共识将 ICP 监测的指征分为强烈推荐、推荐和不推荐 3 个等级。CT 显示严重脑挫裂伤、颅内出血占位的重型颅脑创伤患者或 TBI 开颅术后高颅内压的患者强烈推荐使用 ICP 监测技术。

美国 Clifton 教授团队研究发现，短时程（48 小时）亚低温技术不能改善重型颅脑创伤患者的预后。2011 年，Clifton 教授在《低温杂志》创刊号上撰文指出，低温维持 48 小时、过早复温致颅内压反跳是导致美国低温研究无效的重要原因。进一步回顾性分析美国和日本的低温研究结果发现，亚低温对于 CT 显示弥漫性损伤的患者无效，但是对于有颅内出血占位效应的患者疗效显著。研究结果告诉我们，TBI 的不同病理改变与低温治疗效果有关。这提示临床研究随机分组仅仅按照 GCS 分类不够全面。将来循证医学研究分组除了临床一般资料无差异、伤情无差异外，还应该强调脑损伤的 CT 特征、ICP 程度等指标的重要性。另外，低温开始时间、低温维持时程、低温复温速度、低温监测与合理处置、低温医疗和护理等因素都能够影响低温技术的整体效果。

美国 Clifton 教授在《新英格兰医学杂志》发表低温研究结果的同时，也在《Journal of Neurosurgery》发表了美国短时程亚低温无效的原因。参加该多中心研究的 11 个医院中，5 个低温有效，6 个低温无效，医院之间的疗效存在巨大差异。另外，2015 年 Andrews 教授报道欧洲多中心亚低温治疗创伤性颅内高压患者（伤后 10 天内，ICP ＞ 20mmHg 持续 5 分钟，随机分为亚低温组和常温＋甘露醇组）的研究结果。研究显示，亚低温（低温维持 48 小时，根据颅内压变化适当延长）不仅不能改善颅内高压患者的预后，甚至有害。但是，他们的研究设计是亚低温组患者仅采取亚低温治疗，不给予甘露醇；常温组患者维持正常温度 + 甘露醇。两组根本不是亚低温与常温对照研究，而是亚低温与常温 + 甘露醇对照研究，是难以置信的不匹配对照研究。进一步的分析发现，与常温 + 甘露醇组相比，低温组在降低 ICP 和改善脑灌注压（CPP）方面更具有一些优势，说明低温对脑组织本身是有益无害的。另外，值得大家注意的是 ICP 为 20mmHg 时根本不需要低温治疗，只需给予甘露醇等高渗治疗即可。当然，该研究结果告诉我们，如果不能有效防治低温可能导致的全身并发症（肺部感染、胃肠道动力、出凝血功能异常、电解质紊乱等），也会导致严重后果，完全抵消亚低温产生的脑保护益处。

所以，由于中国医院神经外科医护水平相差很大，亚低温只适用于拥有高水平 NICU 的医院中具有指征的严重颅脑创伤患者，不具备条件的基层医院不应该盲目开展亚低温治疗。多中心循证医学的研究结果表明，低温、去骨瓣减压术和 ICP 监测技术都是"双刃剑"。正确掌握指征和方法，加上具有丰富经验的医护团队，才能取得满意的治疗效果；相反，如果指征和方法都不正确，又缺乏医护经验，则无法取得满意的治疗效果，甚至有害。

30. 中国神经外科医师应该独立牵头开展前瞻性多中心随机对照临床研究

首先，我国神经外科医师应该积极参加国际多中心前瞻性随机对照研究。2013 年，我们作为中国和亚洲唯一 PI 单位（全球 38 家单位）参加欧盟组织的全球颅脑创伤疗效比较研究项目（CENTER-TBI），将开展为期 8 年的全球 TBI 数据库的建立和 CER，中国 40 多家医院参加该研究计划。近年来，我国神经外科医师还参加了全球药物治疗 TBI 的临床多中心前瞻性研究，包括甲泼尼龙、尼莫地平、黄体酮、止血剂等。其次，中国神经外科医师应该自己牵头注册 TBI 前瞻性多中心随机对照临床研究。前瞻性随机多中心临床研究需要在美国临床研究网（www.clinicaltrial.org）或其他国际认可的网站注册，才有可能在国际知名医学杂志发表和得到国际同行认可。2013 年，我们已经在美国临床研究网站成功注册了中国长时程低温（＞5 天）治疗重型颅脑创伤患者的随机对照临床研究。入选指征为 ICP ＞ 25mmHg、CT 显示颅内出血、脑挫裂伤有占位效应、成年重型颅脑创伤患者。中国 14 家医院完成伦理学论证并开始输入 100 多例临床研究，并且已经列入上海市"十三五规划"临床医学高原高峰计划。当然，注册研究课题需要创新性、可行性及一定的研究基础和条件，且必须严格遵守医学伦理学。注册成功后，必须严格按照研究目标和技术线路实施研究方案。参加多中心研究的医院必须规范患者的常规医疗和护理程序，统一入选患者的指征、禁忌证、方法、观察指标等，必须得到医院伦理委员会批准及患者家属的知情同意。完成临床研究资料后，严格进行统计学分析，最后完成论文撰写。希望在不久的将来，能够在国际顶级医学杂志上听到来自中国神经外科医师关于 TBI 随机对照临床研究的声音。

31. TBI 的大数据时代和疗效比较研究

虽然随机对照研究已经完成 200 多种脑保护药物（动物实验证明治疗 TBI 有效）过渡到急性 TBI 患者的临床转化研究，但至今未发现任何药物能改善严重 TBI 患者的临床预后。这为防止临床医师不合理使用脑保护药物提供了科学证据。但是，随机对照研究仍然存在诸多局限性和不足之处。近几年，国内外学者提出采用高质量临床数据库进行疗效比较研究。由于两种研究方法完全不同，研究结论可能存在显著差异（表1）。

表 1　RCT 与 CER 比较

随机对照研究（RCT）	疗效比较研究（CER）
理论条件下进行	临床实际条件下进行
治疗组 vs. 安慰剂组	多种治疗方法相互比较
单一病种	多种疾病
排除临床实际患者（老年、孕妇等）	无限制
短期评估（出院、3 个月、6 个月）	长期评估

到 2015 年底，我们团队参加的 CENTER-TBI 在中国已经注册 2800 余例急性颅脑创伤患者，欧盟已经注册 7000 多例 TBI 患者。期待数万例欧盟 TBI 数据库和数万例中国 TBI 数据库的建立，进行 CER，目的是为找到严重颅脑创伤切实可行的有效治疗方法和为精准医疗提供最有说服力的科学证据。众所周知，与20世纪80年代以前比较，中国 TBI 患者的应激性溃疡出血发生率显著下降，继而显著降低了急性 TBI 患者的死亡率。尽管研究人员推测制酸剂的使用、冬眠镇静、降低 ICP、防治高热、避免酸中毒和水电解质紊乱、病房条件的改善（空调降温）等综合因素都可能发挥了作用，但是，中国 TBI 应激性溃疡大出血

导致的致死致残率下降了多少？究竟是哪种方法或哪几种方法导致了严重颅脑创伤患者应激性溃疡出血发生率的显著下降？我们只能期待通过大数据疗效比较研究，才能准确找到答案！有关颅脑创伤 CER 的研究结果非常值得期待。

疑难病例分析

32. 病例 1：TBI 后迟发性硬膜外血肿

患者男性，20 岁。跌倒枕部着地致 TBI 来院急诊。伤后一过性昏迷 15 分钟，无恶心呕吐。急诊查体：神志清醒，GCS 14 分，神经系统检查无阳性体征。头部 CT 显示：颅内无明显异常（图 3）。伤后 8 小时患者出现头痛加重、躁动、烦躁不安，但能够按吩咐完成动作。神经系统检查无阳性体征。即刻复查头部 CT 显示：巨大迟发性跨幕上下硬膜外血肿，脑干受压变形（图 4）。急诊开颅手术清除血肿。患者手术后病情平稳，复查头部 CT：血肿清除、无脑梗死等（图 5）。术后 7 天患者痊愈出院。

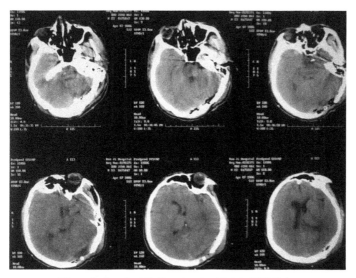

图 3　伤后 1 小时头部 CT 显示：无明显异常改变

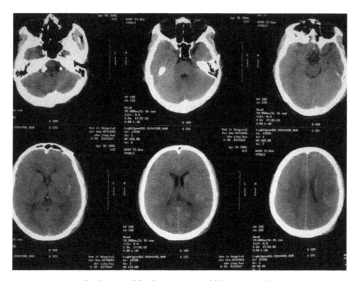

图 4　伤后 8 小时复查 CT 显示：枕部巨大硬膜外血肿

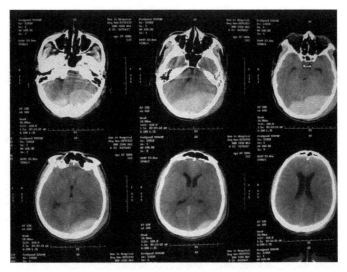

图 5　术后复查 CT 显示：血肿清除

【临床讨论】1997 年 Frech 和 Dubin 根据 CT 扫描结果
最早论及迟发性颅内血肿的概念。外伤性迟发性颅内血肿
是一个影像学上的概念，凡头部外伤后首次头颅 CT 检查
未发现血肿，而经过一段时间后复查 CT 发现，或手术、
尸检发现的血肿；或在首次头颅 CT 检查证实有血肿的其
他不同部位又出现血肿者，均称为迟发性颅内血肿。迟发
性颅内血肿可发生在脑内、硬膜外、硬膜下等不同部位。
据文献报道，迟发性颅内血肿的发生率占头部外伤患者的
2.6% ～ 9.7%，占颅内血肿患者的 7.0% ～ 10.5%，死亡率
为 3.4% ～ 71.0%，其中以迟发性脑内血肿最为常见。在头

部外伤中，迟发性脑内血肿的发生率为 1.37% ～ 10.00%。迟发性脑内血肿占脑内血肿的 50% ～ 64%，死亡率为 25% ～ 55%；迟发性硬膜外血肿（delayed epidural hematoma，DEDH）占硬膜外血肿的 5% ～ 22%，死亡率为 25% ～ 42%。迟发性硬膜下血肿相对少见，占迟发性颅内血肿的 12.9% ～ 34.5%。降低外伤性迟发性颅内血肿死亡率和致残率的关键在于早期诊断和治疗。迟发性硬膜外血肿为头部外伤后，经头颅 CT 扫描或手术证实为首次 CT 扫描无血肿的部位出现的硬膜外血肿。其发生时间一般在伤后 3 小时至 7 天内，伤后 72 小时内为发病高峰（占 67% ～ 93%），主要为急性发病，罕有超过一周者。本病常有持续的轻微症状与体征，临床特征类似于慢性硬膜外血肿。病程较长者可有轻度头痛、恶心、呕吐、轻度昏睡与视神经乳头水肿，患者可以为嗜睡状态且活动较平常少，通常无局限性神经功能障碍，病情可以突然恶化或在头部外伤后无改善。诊断 DEDH 不能仅关注病情恶化，部分病例发生血肿前往往病情稳定或有改善。因此，对可能发生 DEDH 的危险病例，不管临床症状和体征是否恶化或 ICP 是否明显升高，患者在伤后 24 小时内必须行 CT 扫描复查。DEDH 有下列情况之一者，应立即手术探查清除血肿：① CT 表现有占位效应如血肿致脑中线移位或脑室受压者；②血肿致意识障碍者；③血肿致颅内压增高者或有颅内压增高的症状与体征；④血肿压迫出现神经系统定位体征者；⑤血肿压迫出现局限性癫痫者。幕上 DEDH 出血量＜ 20ml、幕下 DEDH 出血量＜ 10ml，占位效应不显著，无明显神经系统症状或体征，患者意识清醒（GCS ≥ 13 分）时，可先给予非手术治疗。严密观察及定时 CT 复查，一旦出现病情恶化或血肿增大、占位效应明显者，应尽早手术清除血肿。非手术治疗方法同前颅内血肿的非手术治疗。但在治疗过程中应注意下列几点：①无明显脑损伤或颅内血肿，仅表现为颅骨骨折或少量硬膜外出血或蛛网膜下腔出血者，伤后早期不用脱水利尿剂；②仅表现为脑挫裂伤，无明显脑水肿或脑肿胀，无占位效应，无明显颅内高压症状者，伤后 24 小时内禁用脱水剂。

【病例点评】① 该患者在伤后 8 小时、意识改变的早期（烦躁不安）就及时复查头部 CT，得到及时诊断和手术治疗，并取得良好疗效。②对于伤后清醒、CT 无阳性发现的轻型颅脑创伤患者最好在医院急诊室留观 24 小时，复查 CT 后再出院。如患者坚持出院，应反复叮嘱患者和家属密切观察病情，如出现意识改变和颅内高压表现即刻到医院就诊，以免延误诊治。③对于轻型颅脑创伤发生迟发性硬膜外血肿的患者，如能得到及时诊断和手术，一般临床疗效良好。及早诊断是关键，如患者出现了颅内高压、昏迷和脑疝才得到诊断，则延误了最佳手术时机，患者会因为不可逆的脑干受压损害而导致严重残疾或死亡。这样的病例在临床上屡见不鲜，希望得到神经外科医师的高度重视。

33. 病例2：脑挫裂伤

患者女性，31岁。车祸致昏迷数十分钟送上海某医院急诊室。入院查体时生命体征平稳，GCS 14分，双侧瞳孔正常。神经系统检查无阳性体征。急诊CT显示：右侧薄层硬膜下血肿，中线轻度左偏，基底池轻度受压，外伤性蛛网膜下腔出血（traumatic subarachnoid hemorrhage，tSAH），双额底挫伤（图6）。入院后给予监护和止血、输液等常规治疗，静脉滴注甘露醇250ml，bid。患者病情稳定，意识清醒，四肢活动正常。伤后第5天，患者出现意识淡漠，逐渐昏迷，右侧瞳孔散大，立即给予甘露醇250ml。患者瞳孔回缩，意识逐渐恢复清醒。复查CT显示：双额叶脑挫裂伤加重、挫裂伤周围水肿明显，右侧薄层硬膜下血肿，中线左偏，环池明显受压（图7）。医生决定仍然继续给予内科保守治疗，同时加大甘露醇用量250ml，tid。伤后第7天，患者再次昏迷，右侧瞳孔散大、逐步变成双侧瞳孔散大，加大甘露醇脱水后病情（意识和瞳孔）无任何好转。复查 CT 显示：双额叶脑挫裂伤进一步加重、挫裂伤周围水肿明显，右侧薄层硬膜下血肿，中线左偏明显，环池消失（图8）。给予双侧开颅大骨瓣减压，术中脑膨出。手术后双侧瞳孔散大到边，对光反射消失。GCS 3分，自主呼吸消失。虽经积极抢救，但患者仍于次日死亡。

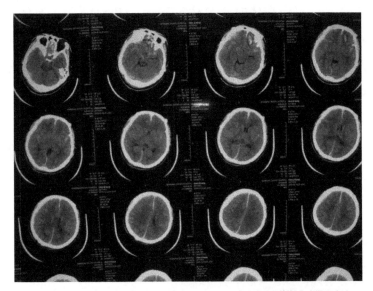

图6 入院 CT 显示：左侧额底脑挫裂伤，tSAH，右急性薄层硬膜下出血、中线轻度左移

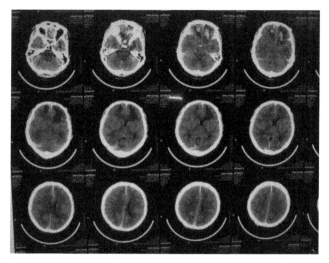

图 7 伤后第 5 天 CT 显示：双侧额底脑挫裂伤合并周围水肿，右侧脑室受压合并中线左移，基底池消失

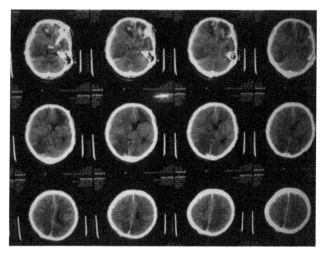

图 8 伤后第 7 天 CT 显示：双侧额底脑挫裂伤合并周围水肿，右侧脑室受压合并中线左移，基底池消失，右枕叶梗死

【临床讨论】根据病史和临床表现，参考影像学检查
结果，诊断一般无太多困难。脑挫裂伤可以同时合并原发
性脑干损伤、视丘下部损伤、脑神经损伤或躯体其他部位
的损伤以及继发脑水肿、颅内出血和脑疝，因此要认真调
查病史，详细进行查体以得到有价值的诊断依据。脑挫裂
伤患者多在伤后意识立即丧失，持续时间一般超过半小时
以上，重者昏迷程度较深，持续时间更长。虽然临床表现
有头痛、恶心、呕吐，并伴血压、脉搏、呼吸和体温的异
常变化，但并不是特异性的诊断依据，应与瞳孔改变、神
经系统定位体征和脑膜刺激症状结合考虑，这对确定诊断
极有帮助。在伤后诊治观察中，如患者表现出血压持续上
升、心动过缓、呼吸不规则等 Cushing 三联征，并且伴有
意识障碍进行性加重，一侧瞳孔先短暂缩小，随即散大，
对光反射消失，对侧肢体运动功能消失，肌力与肌张力明
显降低，常被作为脑挫裂伤继发脑疝的诊断依据，结合影
像扫描检查可明确病因源于颅内血肿还是局限性脑水肿或
脑肿胀。头颅 CT、MR 扫描和颅脑超声检查诊断脑挫裂伤
可信度较高，尤其影像扫描起到了其他任何辅助检查所不
具有的泾渭分明的鉴别诊断效果。对于意识清醒的脑挫裂
伤脑水肿患者，确定是否手术和手术时机确实很困难，至
今无统一标准和规范化指南。该患者在伤后第 5 天病情发

生变化，出现意识障碍和一侧瞳孔异常，CT 显示挫裂伤水肿占位效应明显，此时如果能急诊行开颅减压，很有可能挽救患者生命。但该患者的主治医师未能抓住有利的手术时机，直到第二次双侧瞳孔散大、脑干功能衰竭才决定手术减压为时以晚。

到目前为止，国内外关于脑挫裂伤脑水肿患者的手术指征、手术时机均存在争议。对于意识清醒、局灶性脑挫裂伤无明显占位效应的患者应该行内科保守治疗。但是，脑挫裂伤患者需要严密动态观察意识、瞳孔和 CT 扫描复查，有条件的单位应行动态实时 ICP 监测。对于有意识障碍，CT 显示广泛性脑挫裂伤占位效应明显，甚至出现瞳孔散大、ICP > 25mmHg、经保守治疗难以控制颅内高压者，应该急诊行开颅减压手术。2007 年《Journal of Neurotrauma》发布的《重型颅脑创伤救治指南》和 2009 年《中华神经外科杂志》发表的《中国颅脑创伤外科手术指南》推荐，出现进行性意识障碍（GCS 下降 2 分以上）、CT 扫描显示脑挫裂伤有占位效应的患者，应该行开颅减压手术，不要等到患者昏迷和瞳孔散大。有条件的单位应该监测颅内压变化，当给予脱水等内科治疗后颅内压持续升高、ICP > 25mmHg 者应该及时行开颅减压手术。脑挫裂伤合并视丘下部或脑干损伤预后不良，伤后 24 小时内出现颅内高压预示预后不良，经治疗 ICP 持续＞ 20mmHg 提示预后差，特别是伤后发生无占位性创伤病灶存在的恶性颅内高压的病例预后最差。昏迷时间未超过 12 小时，并且再无意识障碍改变者，多提示中枢神经系统无较重损害，预后良好；相反，经治疗 12 小时后意识障碍无明显改善，瞳孔对光反射消失和眼球运动不全，神经系统反射减弱或不存在（GCS ≤ 5 分）的患者病死率高。合并低血压（SBP ＜ 90mmHg）、高碳酸血症、低氧血症和贫血者预后不佳。伤后出现去脑强直或肌肉迟缓伴瞳孔和眼前庭反射消失时，多数病例预后不良。瞳孔散大预示病情危重，接受降颅压治疗无明显改善者预后极差。GCS ＞ 4 分，瞳孔正常者生存率为 94.1%，单侧瞳孔散大者生存率为 81.2%，双侧散大者生存率仅为 47.4%。年龄与脑挫裂伤病死率呈正相关，是影响预后的一个重要指标，在对 GCS ＞ 4 分并且单侧瞳孔散大的脑创伤患者进行年龄对预后影响的研究中发现，年龄＞ 63 岁者生存率为 57.9%，≤ 63 岁者则为 85.1%，随年龄增高生存率明显下降。CT 显示中线结构移位＞ 10mm 的脑挫裂伤合并血肿患者预后差，病死率高。脑内血肿呈混杂密度影像的患者，有 32% 的患者预后不佳。CT 测量继发占位病灶体积＞ 50ml 者，预后不良，生存率很低，双侧广泛存在病变者预后更差。基底池全部或部分闭塞患者，39% 的患者预后不良，且死亡风险性较大。另外，对于 GCS ≤ 4 分的患者，血糖 ≤ 17.64mmol/L 的生存率为 44.3%，血糖 > 17.64mmol/L 的生存率仅为 3.8%，病死率极高。

【病例点评】①该患者的死亡原因是脑挫裂伤脑水肿导致颅内高压脑疝。②由于患者没有行动态 ICP 监测，主治医师没能够在伤后第 5 天发生第一次恶性颅内高压脑疝前做出正确选择，等到伤后第 7 天发生第二次恶性颅内高压脑疝才行去骨瓣减压术为时已晚。患者由于双侧颞叶沟回疝和枕骨大孔疝时间长而死亡。③对于广泛性脑挫裂伤、颅内高压患者应该根据其临床意识和瞳孔变化，结合 ICP 监测和 CT 动态扫描，对手术指征和手术时机做出正确选择。④对于原发性脑干伤轻，伤后意识清醒的广泛性脑挫裂伤患者，必须加强护理和动态监测，最大限度地降低和避免致死致残率。

34. 病例 3：特重型颅脑创伤、原发性脑干伤、脑挫裂伤合并脑内血肿、脑室出血铸型、tSAH

患者男性，50 岁。酒后跌倒枕部着地持续昏迷急诊入院。入院查体：神志昏迷，GCS 4 分，双瞳孔不等大，呼吸不规则。头部 CT 扫描显示：左额叶脑挫裂伤合并脑内血肿、脑室出血铸型、tSAH（图 9）。诊断为特重型颅脑创伤、原发性脑干伤、脑挫裂伤合并脑内血肿、脑室出血铸型、tSAH。急诊行左侧标准外伤大骨瓣开颅血肿清除减压术。手术清除左侧额叶脑内血肿和左侧脑室内血块，手术中脑波动良好，左侧脑室放置颅内压 ICP 监测探头并且同时引流血性脑脊液。术后即刻复查头颅 CT 显示：左侧开颅减压血肿清除术后脑室积血减少、中线居中。左侧脑室放置 ICP 监测探头（图 10）。给予重型颅脑创伤规范化治疗和重症监护。术后连续 10 天颅内压监测显示患者 ICP < 20mmHg。手术后未使用甘露醇、呋塞米等任何种类脱水剂。术后第 7 天头部 CT 复查显示：脑室积血消失、中线居中、基底池正常（图 11）。第 10 天拔除脑室 ICP 监测探头。伤后第 3 周患者清醒转康复医院行高压氧等康复治疗。

【临床讨论】ICP 是指颅腔内容物对颅腔壁所产生的压力。正常成人在身体松弛状态下侧卧时的腰椎穿刺或平卧时侧脑室内的压力为 6 ～ 13.5mmHg（8.16 ～ 18.36 cmH$_2$O），儿童为 3 ～ 6.75mmHg（4.08 ～ 9.18 cmH$_2$O）。平卧时成人颅内压持续超过正常限度 15mmHg（20.4cmH$_2$O），即为颅内高压。临床分类：ICP 15 ～ 20mmHg（20.4 ～ 27.2 cmH$_2$O）

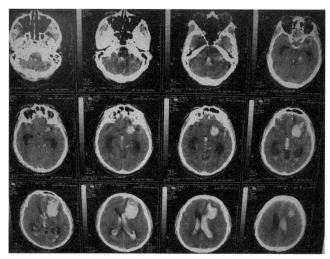

图 9　急诊头部 CT 显示：左额叶脑挫裂伤合并脑内血肿、脑室出血铸型、tSAH

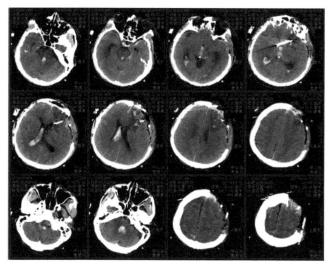

图 10　术后复查头颅 CT 显示：左侧开颅减压血肿清除术后、脑室积血减少、
中线居中，左侧脑室放置 ICP 监测探头

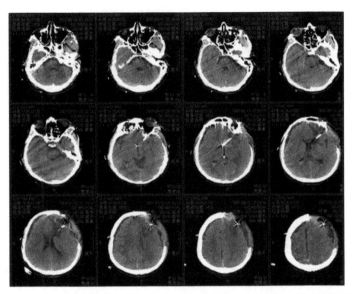

图 11　术后第 7 天复查头颅 CT：脑室积血消失、中线居中、基底池正常

为 轻 度 颅 内 高 压，20 ～ 40mmHg（27.2 ～ 54.4cmH$_2$O）为中度颅内高压，> 40mmHg（54.4 cmH$_2$O）为重度颅内高压。如不能及早发现和及时处理颅内高压，可导致脑灌注压降低，脑血流量减少引起脑缺血缺氧造成昏迷和脑功能障碍，甚至发生脑疝，危及患者生命。急性颅脑创伤患者因颅内出血、脑挫裂伤脑水肿脑肿胀等导致颅内高压，是导致患者死残的主要原因。ICP 监测有助于对 TBI 患者进行伤情判断，选择治疗时机、方法，观察治疗效果及判断预后，已成为急性颅脑创伤患者救治中的重要手段。中国医师协会神经外科医师分会和中国神经创伤专家委员会

提出的 ICP 监测指征：①强力推荐：头部 CT 检查发现颅内异常(颅内出血、脑挫裂伤、脑水肿、脑肿胀、脑积水、基底池受压等）的急性重型颅脑创伤患者（GCS 3～8分）。②推荐：CT 检查发现颅内异常（颅内出血、脑挫裂伤、脑水肿、脑肿胀、脑积水等）的急性轻中型颅脑创伤患者（GCS 9～15分），急性轻中型颅脑创伤合并全身多脏器损伤休克的患者。③不推荐：CT 检查未发现颅内异常、病情比较稳定的轻中型颅脑创伤患者（GCS 9～15分）不应该行有创 ICP 监测。ICP 监测的方法包括脑室内、脑实质内、硬膜下、硬膜外及蛛网膜下腔，其中以脑室内最为准确，并可用释放 CSF 来降低 ICP，兼有治疗作用，优先选用。关于急性颅脑创伤患者颅内压增高的治疗阈值有不同看法，大多数人认为当患者 ICP > 20mmHg 时应该采取降颅内压治疗，但也有人将 ICP > 25mmHg 作为降颅内压治疗的阈值。ICP 监测技术应该与患者的临床症状、体征、脑CT扫描情况相结合，这样才能更准确地指导临床治疗。

【病例点评】①严重颅脑创伤、广泛性脑挫裂伤合并脑内血肿、脑室出血的患者手术后，以往医生常规使用甘露醇等脱水治疗。但是，ICP 监测技术改变了研究人员的临床常规理念和经验主义，一部分颅内压不高的患者在不使用任何类型脱水利尿剂的情况下，可以安全渡过脑水肿期，从而可最大限度地减少甘露醇带来的不良反应。②我国 ICP 监测技术仍然不普及，需要引起我国神经外科医师的重视。③应正确、客观地评价 ICP 监测技术的优缺点。

35. 病例 4：腰蛛网膜下腔置管脑脊液过度引流引发脑疝

患者男性，52 岁。因车祸昏迷 1 小时急诊入院。入院查体：血压 110/86mmHg、心率 100 次 / 分、呼吸 12 次 / 分。神经系统检查：神志昏迷，GCS 6 分，双侧瞳孔不等大，右侧 4.0mm，左侧 3.0mm，光反应迟钝；双侧肌张力增高，病理征阳性。急诊行 CT 扫描：右侧急性薄层硬膜下血肿、中线明显移位、左侧后颅凹硬膜外血肿、外伤性蛛网膜下腔出血、环池消失（图 12）。急诊行开颅右侧标准外伤大骨瓣清除血肿和去骨瓣减压手术，同时行后颅凹开颅硬膜外血肿清除术。手术顺利入 NICU 常规监护和治疗。手术后生命体征平稳，ICP 维持在 20mmHg 以下。术后第 8 天患者清醒，能正确对话。复查 CT：中线居中，脑室脑池形态位置基本正常，减压窗张力正常（图 13）。由于患者存在外伤性蛛网膜下腔出血，采用腰椎穿刺置管持续引流脑脊液，每天放出血性脑脊液 400ml 左右。脑脊液引流第 4 天，患者意识状态从清醒转为模糊、从浅昏迷到昏迷，右侧瞳孔散大。急诊复查 CT：脑室脑池基本消失，减压窗张力正常（图 14）。值班医师认为脑室和脑池消失是由于脑干肿胀所致，加大甘露醇脱水治疗后患者病情更加恶化，出现双侧瞳孔散大和呼吸不规则。采用呼吸机辅助呼吸，并给予其他抢救措施。上级医师查房认为病情恶化不是由于脑干肿胀导致，而是由于腰穿置管脑脊液过度引流、压力梯度导致颞叶沟回脑疝和枕大疝所致。即刻停止甘露醇脱水和脑脊液引流，腰穿置管中缓慢注入生理盐水 60ml。静脉滴注林格液。处理 3 小时后患者呼吸逐步平稳脱离呼吸机支持，瞳孔逐步缩小，6 小时瞳孔基本正常、对光反应恢复。次日，患者完全清醒。复查 CT：中线居中、脑室脑池形态和位置基本正常，减压窗张力正常（图15）。手术后第 20 天痊愈出院。1 年后随访，患者痊愈，恢复正常生活。

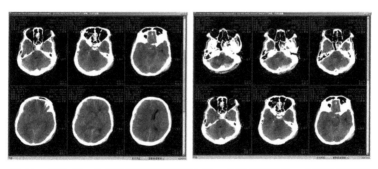

图 12　急诊 CT：右侧急性薄层硬膜下血肿、中线明显移位、左侧后颅凹硬膜外血肿、tSAH、环池消失

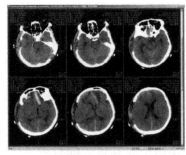 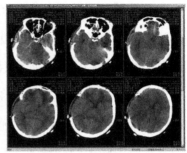

图 13 术后第 8 天复查 CT：中线居　　图 14 脑脊液引流第 4 天复查 CT：
　　　　中、脑室脑池正常　　　　　　　　　脑室脑池基本消失

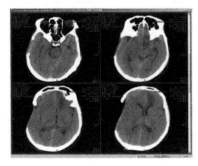

图 15 停止脑脊液引流第 2 天复查
CT：脑室脑池恢复正常

【临床讨论】腰蛛网膜下腔置管引流脑脊液是临床常用方法，但脑脊液过度引流（过快和过量）会导致脑压力梯度改变，导致脑疝形成。如果医师能及时发现和纠正，则可以取到良好效果。而如果医师不能及时发现和认识病情，采取正确措施，则患者预后极差甚至死亡。脑脊液是充满各脑室、蛛网膜下隙和脊髓中央管内的无色透明液体，由各脑室脉络丛产生，成人总量约 150 ml，每 24 小时产生 400 ～ 500 ml 脑脊液。它处于不断产生、循环和

回流的相对平衡状态，其循环途径如下：侧脑室脉络丛产生的脑脊液，经室间孔流入第三脑室，与第三脑室脉络丛产生的脑脊液一起经中脑水管流入第四脑室，再汇合第四脑室脉络丛产生的脑脊液经第四脑室正中孔和外侧孔流入蛛网膜下隙，最后经蛛网膜粒渗入上矢状窦内，回流入静脉。如脑脊液循环途径发生堵塞，可导致脑积水和颅内压增高，进而使脑组织受压移位，甚至形成脑疝。脑脊液具有运送代谢物质、缓冲震荡以及维持颅内压等作用。

【病例点评】①腰蛛网膜下腔置管脑脊液过度引流（过快和过量）导致病情恶化和脑疝形成，上级医师的正确诊断和处置使患者转危为安；②颅内高压患者禁止行腰穿引流脑脊液，必须严格执行；③对于因手术切口漏或脑室系统感染需行腰椎穿刺引流脑脊液的患者应该控制引流速度（通常为 10ml/h 左右）和引流量（通常为 200ml/d 左右）。

36. 病例 5：右侧颈内动脉创伤性动脉瘤

患者男性，30 岁。因车祸外伤后致多发颅骨骨折 2 个月，颜面部骨折，在当地医院行右颜面清创。后患者右鼻反复出血，伴右眼视物模糊仅光感，外院 CT 及 MRI 示：视神经管骨折，于 2009 年 10 月 8 日行视神经管减压术，术中突发鼻腔大出血休克，经积极抢救，行右鼻腔填塞术，血压平稳后转入我院。行数字减影血管造影（digital subtraction angiography，DSA）检查，确诊为右侧颈内动脉创伤性动脉瘤（图16）。在完善术前抗血小板药物准备后，限期在全麻下经右侧股动脉行血管内带膜支架治疗（图17）。患者术后恢复良好，无再出血，1年后随访，恢复日常生活工作。

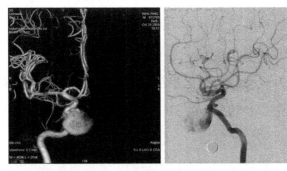

图16　DSA检查确诊为右侧颈内动脉创伤性动脉瘤（彩图见彩插2）

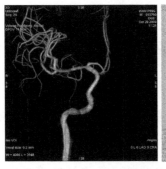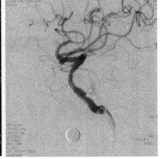

图17　采用带膜支架治疗后造影显示：原有的动脉瘤不显影，颈动脉血流通畅（彩图见彩插3）

【临床讨论】颈动脉外伤性动脉瘤很少见，创伤引起的动脉瘤还不到所有颅内动脉瘤的 1%，多见于儿童。大多由头面部外伤，比如穿刺伤、钝挫伤或医源性损伤，特别是伴有颅底骨折时导致。当动脉内膜破裂形成壁内血肿则引起夹层动脉瘤；若动脉壁三层都破裂，并伴有机化血肿，然后血肿腔与原血管腔相通则形成假性动脉瘤；如外膜仍保留完整则形成真性动脉瘤。多数创伤性动脉瘤是假性动脉瘤。其典型临床表现为颅底骨折、鼻出血和单眼失明等脑神经症状。鼻出血几乎见于所有病例。一般都发生在头部外伤后 1 个月内，也有报道发生于外伤后数年的。反复出现的鼻腔大出血是颈动脉外伤性动脉瘤最突出的特征，一般首次出血较轻，但随时间推移越来越严重，有时非常凶猛，严重者可致休克死亡，如不及时抢救病死率高达 50%。由于无创检查技术如 CT、CTA、MR、MRA 的普遍应用，使得早期发现动脉瘤成为可能。CT 平扫蝶窦内有高密度影。MR T_1 加权呈高信号，T_2 加权为低信号，最容易识别的是中心快速血流的流空效应，如周围有高低分层信号的混合物，一定要考虑动脉瘤的可能，并行 DSA 造影检查。DSA 造影是明确诊断的金标准，可清楚地显示动脉瘤的部位、大小、形态、瘤腔内有无血栓以及与周围结构的关系。有时由于血中填充，一次造影不一定能发现动脉瘤需再次复查造影。DSA 的特征性表现为无明显瘤颈，瘤壁不规则，往往延迟充盈和排空。3D-DSA 旋转可以明确颈动脉破口位置和大小。

颈动脉外伤性动脉瘤的治疗包括直接手术、颈总动脉或颈内动脉结扎术、颅内外血管吻合加孤立术以及血管内介入治疗。随着介入材料和血管内技术的发展，血管内治疗已成为颈动脉外伤性动脉瘤的首选治疗方法。第一种方法是颈动脉闭塞，采用可脱球囊或弹簧圈血管内栓塞孤立动脉瘤同时闭塞同侧颈动脉的方法，但必须进行颈动脉暂时性闭塞试验（temporary balloon occlusion，TBO），以判断颅内侧支代偿情况，了解颈动脉缺血耐受情况。闭塞30 分钟后若无明显症状，可实行降低血压（降低原血压的20%），若能耐受血压降低才能永久闭塞动脉瘤近端颈内动脉。即使加强试验阴性，仍有发生脑缺血甚至脑梗死的危险。所以不提倡采用牺牲一侧颈动脉的方法。第二种方法是采用既填塞动脉瘤又保持颈动脉通畅的支架结合弹簧圈的方法，但价格昂贵，而且有复发的危险，特别是巨大动脉瘤。第三种方法是采用带膜支架的方法，将动脉瘤隔绝于血流之外。常用的支架是 Joestent 和国产的已经通过国家食品药品监督管理总局（CFDA）认证可以在临床应用的 Willis 颅内带膜支架。Willis 支架较软，通过性和顺应性较好，采用球囊扩张来打开支架，贴壁性好，只要全覆盖颈动脉破口，很少发生侧漏再出血，特别适合于没有血管分支的颈内动脉海绵窦段。即使骑跨眼动脉，由于其存在颈外动脉的吻合，所以也不会造成视网膜缺血而失明。

【病例点评】①根据其明显的头颈部外伤史、鼻出血以及CT、MR影像结果，即高度怀疑颈动脉外伤性动脉瘤，DSA一旦确诊，及时治疗效果佳。②我院采用带膜支架共治疗了数十例颈动脉外伤性动脉瘤，远期随访，取得了良好的治疗效果。带膜支架，能将动脉瘤隔绝在血流之外，远期随访效果满意，是值得推广的方法，但手术前后必须服用双联的抗血小板药物，对其过敏或存在禁忌证的患者不能使用此类支架。

37. 病例6：外伤性颈内动脉海绵窦瘘

患者男性，65岁。因颅脑外伤致意识丧失收治入院。入院后诊断为双侧额颞脑挫裂伤，前颅窝底骨折，脑脊液鼻漏，原发性脑干损伤。入院查体：神志昏迷，GCS 7分。生命体征平稳，体温37.8℃，心率108次/分，血压135/75mmHg，呼吸24次/分。双侧瞳孔等大等圆，直径0.3cm，直接、间接对光反应均敏感，双眼球结膜水肿，呈熊猫眼征，其余颅神经未查。四肢可见疼痛刺激定位。

患者入院后予预防感染、营养支持等治疗。3天后患者脑脊液鼻漏停止，体温正常。2周后患者意识明显改善，可简单对答，按医嘱活动四肢。左眼眶周少量淤青，眼球不肿胀，活动正常，左侧瞳孔0.25cm，直接、间接对光反应灵敏。右眼睑肿胀较入院时加重，眼球严重突起，球结膜水肿，右侧瞳孔0.5cm，直接、间接对光反应消失，眼球固定无法活动，眶周听诊可闻及吹风样杂音。考虑外伤性颈内动脉海绵窦瘘（traumatic carotid-cavernous fistula，CCF），DSA检查提示右侧颈内动脉海绵窦瘘（图18）。治疗措施：DSA造影确认诊为单瘘口CCF，即刻全麻插管，导引导管到位后5000U肝素静脉推注全身肝素化，ACTT由术前的107增加至200。使用可脱卸球囊1枚封堵颈内动脉瘘口。即刻显示瘘口消失，增粗的眼上静脉消失，大脑前、中动脉显影良好，术毕。麻醉复苏后患者诉右眼肿胀改善（图19）。术后7天出院，出院时右眼眶周血管杂音消失，右侧瞳孔0.5cm，对光反应迟钝，眼球活动受限，左侧瞳孔正常，眼球活动正常。2个月后复诊时，右侧瞳孔0.3cm，对光反应灵敏，眼球活动恢复正常，左侧瞳孔0.3cm，对光反应灵敏，眼球活动正常。

【临床讨论】颈内动脉海绵窦瘘是指颅内海绵窦段的颈内动脉本身或其在海绵窦段内的分支破裂，与海绵窦之

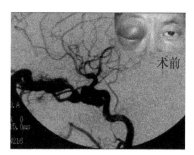 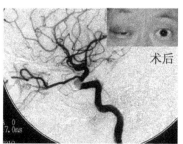

图 18　DSA 造影可见颈内动脉海绵　　图 19　DSA 显示可脱卸球囊 1 枚封
窦段异常增粗和怒张的眼上静脉。　　堵颈内动脉瘘口。瘘口消失，增粗
可见右眼充血肿胀，眼球明显突起　　的眼上静脉消失，大脑前、中动脉
　　　　　　　　　　　　　　　　　显影良好。可见右眼肿胀、突眼较
　　　　　　　　　　　　　　　　　术前明显改善

间形成异常的动脉、静脉沟通，导致海绵窦内的压力增高
而出现一系列临床表现。人体内唯一的一处动脉通过静脉
的结构即是海绵窦，又因为高概率的颅脑外伤，故海绵窦
区极易发生动静脉瘘，其中外伤性颈内动脉海绵窦瘘占
70% 以上。自 1974 年 Serbinenko 首次报道以可脱球囊栓
塞治疗外伤性颈内动脉海绵窦瘘获得成功，随着医学影像
的飞速发展和栓塞材料的不断改进以及 30 多年来栓塞技
术的不断完善，血管内治疗已成为治疗 CCF 的首选方法。
CCF 的诊断主要是靠其典型的临床表现及典型的眼征，尤
其是加上有颅脑外伤史即可确定诊断。头颅 CT、MR 可
发现突眼、海绵窦显影增强或眼静脉增粗，可作为辅助诊
断。DSA 是诊断 CCF 的金标准，同时可以发现瘘口为单

发或多发，是否有合并假性动脉瘤，引流静脉的分布以及颅内血管灌注情况。典型的临床表现如下：①搏动性突眼（文献报道发生率95%以上）；②震颤与杂音；③球结膜水肿和充血；④眼球运动受限（不多见）；⑤视力减退；⑥神经功能障碍及蛛网膜下腔出血；⑦致命性鼻出血，可能与假性动脉瘤有关。本病例比较特殊之处在于入院时并未发现CCF，可能是因为患者昏迷加上颅底骨折造成的熊猫眼，干扰了病情的判断，也可能因为受伤早期瘘口较小，眼上静脉回流的血量不多，以致临床体征不明显。有文献报导，部分CCF患者可自愈，或通过压颈治疗致瘘口闭合。该病例提示神经外科尤其是NICU医师在观察患者体征时需要动态比较。当一侧或双侧进行性突眼加重时，必须考虑到CCF的可能，甚至个别病例可伴有大量的鼻腔出血，更应当考虑到CCF合并假性动脉瘤的可能。CCF的治疗目的：①保护视力；②消除杂音；③使眼球回缩；④防止脑出血；⑤尽可能地保障颈内动脉的通畅，但有时因治疗需要不得不阻断颈内动脉。以前外科治疗大体分3个阶段：第一阶段（19世纪初至1930年）：结扎患侧颈动脉，有效率30%～40%，缺血加重且易复发。第二阶段（1931—1960年）：孤立术。先结扎颈部动脉，继之开颅夹闭床突上段，有效率56.9%。第三阶段：放风筝填塞。开颅借穿刺针导入铜丝、马尾，个别报道开颅行直视下修补手术。近年来随着介入技术和材料学的发展，CCF通过介入治疗已获得可靠的疗效，并逐步成为首选治疗手段。本病例是比较简单的单瘘口CCF，所以选用可脱球囊栓塞，这种介入方法的优势在于操作简单，费用低。但缺点同样存在：①可脱球囊治疗过程有发生球囊脱落堵塞颈内动脉或远端血管的概率；②球囊可能发生泄漏，存在复发状况。文献报道如球囊栓塞辅助使用ONXY胶或NBC胶可减少复发可能，也可在第一次球囊栓塞复发后单独使用ONXY胶或NBC胶治疗；③瘘口较小，球囊无法通过；④瘘口附近有坚硬锐利的骨折片，容易刺破球囊。所以许多学者建议：①术前仔细的评估。颅底的三维CT重建有助于了解瘘口附近有无骨折碎片，CTA和MRA可以在术前预测瘘口大小，这些检查将帮助医生选择合适的栓塞材料。常见的栓塞材料包括球囊、微弹簧圈、ONXY胶或NBC胶，这些材料组合使用可以安全有效地治疗CCF。近年来报道带膜支架治疗CCF也获得了不错的疗效，特别是在合并假性动脉瘤的患者中。②如果瘘口情况复杂，而患者经过严格的球囊闭塞实验甚至加强实验评估无缺血发作后，使用球囊和（或）微弹簧圈闭塞患侧颈内动脉也是一种简单有效的手段。③造影必须全面仔细地观察有无多瘘口存在，有些瘘口甚至会在栓塞完成之后才出现。④灵活运用动脉、静脉入路。有时低流量的 CCF 很难通过动脉入路实现栓塞，或是合并多瘘口时，静脉＋动脉入路不失为一种手段。⑤在高流量的 CCF 治疗过程中需要注意栓塞物被血流带离瘘口，导致远端动脉、静脉栓塞的可能，必要时可使用临时球囊阻断颈内动脉来降低瘘口流速。⑥确保同样治疗效果的前提下，首选操作简便、价格低廉的材料。⑦成功治疗高流量的 CCF 后，脑灌注得到改善，在某些前、后交通动脉不发达的患者中一定要预防高灌注综合征，避免灾难性的颅内出血。⑧注意术后随访，特别是在使用球囊栓塞的患者中，如突眼加重必须考虑复发可能。

【病例点评】神经外科医师要加强对 CCF 的认识，尤其是昏迷合并眶周血肿的患者更要注重眼球和瞳孔的动态观察。医生应该做到：①术前合理规划治疗方案，如没有致命的鼻腔大出血，尽可能地通过多种检查手段全面评估血管状况，包括瘘口数量、责任动脉、引流静脉、颅内血管灌注状态和前、后交通动脉开放等情况。②熟练掌握各种栓塞材料的组合使用，在可以选择的条件下首选操作简便、价格低廉的栓塞材料。③加强高灌注综合征的术前评估和术后预防工作。④术后必须严格执行随访制度。

38. 病例 7：颅骨开放性、凹陷性骨折

患者男性，31 岁。因头部外伤伴恶心、头痛 1 小时到医院就诊。患者因修车时被汽车弹簧击中额头部，随即出现伤口渗血，头痛、恶心及双眼肿胀，家属急送来我院。查体：嗜睡，GCS 13 分，熊猫眼征，右眶头皮裂伤，长 7cm，深达颅骨表面。右眼眼球外展运动受限。双瞳孔直径 2.5mm，等大等圆，对光反射灵敏。肢体活动正常。伤后 1 小时头颅 CT 平扫示前额及前颅底粉碎性、凹陷性骨折，凹陷深度 > 1cm，伴局部脑挫裂伤，双额部硬膜外血肿，颅内积气，中线结构居中，环池显示清晰，诸脑室形态良好。CT 三维重建可见前额部颅骨呈乒乓球样凹陷（图 20）。诊断为特急性中型开放性颅脑外伤：额部粉碎性、凹陷性骨折；双额急性硬膜外血肿；颅内积气。入院后，完善相关检查及术前准备，急诊全麻下行"双额硬膜外血肿清除术 + 右额脑挫裂伤灶清除术 + 右额底硬脑膜漏口修补术 + 凹陷骨折整复术"。手术首先行右眶头皮裂伤清创术，再取冠状切口，翻起皮瓣，骨膜翻向右侧，见颅骨粉碎凹陷，颅骨钻孔并沿额部骨折碎片外缘形成骨窗，大小约 10cm×6cm，移除碎骨瓣，清除双额硬膜外血肿各约 15ml。移用手术显微镜探察颅底，见右侧眶上壁碎骨片刺

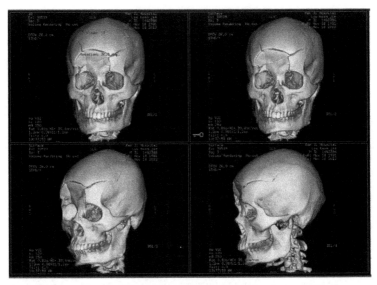

图 20 伤后 1 小时头颅 CT 三维重建：前颅乒乓球样凹陷性骨折
（彩图见彩插 4）

穿硬脑膜进入额叶内。切开右额部硬脑膜探查至硬脑膜缺损处，见硬脑膜缺损直径 1cm，去除右额底碎骨片后取自体骨膜修补硬脑膜缺损，清除脑挫裂伤灶，用明胶海绵敷贴创面。生理盐水冲洗未见明显渗血，缝合硬脑膜。硬膜外留置负压球引流管及 ICP 监测探头，碎骨瓣以连接片固定成整体骨片后回纳复位并固定。术后患者入住 NICU，予以止血、预防感染、维持水电解质平衡、营养神经等治疗，并应用 20% 甘露醇 200ml q8h 静脉滴注防治脑水肿。3 天后患者 ICP 稳定在 15mmHg 以内，停用甘露醇。患者顺利恢复，头颅 CT 扫描示颅骨骨折复位良好（图21）。2
个月后随访，患者头部伤口完全恢复，行走正常，对答自
如，生活自理。

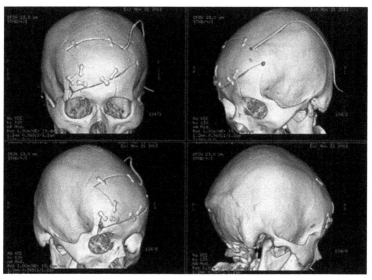

图21　术后头颅 CT 三维重建：凹陷性骨折复位良好（彩图见彩插5）

【临床讨论】颅骨骨折是 TBI 常见的病变类型，开放
性骨折、凹陷性骨折以及伴有脑脊液漏和脑神经症状的颅
底骨折需要进行手术处理。大宗病例统计结果显示，在颅
脑创伤人群中，有71%的颅骨骨折患者出现颅内外伤相关
变化，如血肿、挫伤等。颅骨骨折人群中，约6%的患者
其骨折类型为凹陷性骨折，1.9% ～ 10.6%的颅骨骨折出现

感染，颅骨骨折患者神经功能障碍的出现比例高达 11%，约 15% 的颅骨骨折患者出现迟发癫痫。根据不同的病例报道，颅骨骨折的病死率为 1.4% ～ 19.0%。开放性颅脑外伤伴颅骨粉碎性凹陷性骨折在临床上并不少见，然而其处理方式尚存在争议。从循证医学角度，目前尚无 1 级、2 级循证医学证据可用于颅骨凹陷骨折治疗的参考，美国的《重型颅脑创伤救治指南》和《斯堪地纳维亚颅脑伤救治指南》分别讨论了颅骨凹陷骨折的手术指征并指出，凹陷骨折合并血肿影响神经功能、凹陷骨折深度超过颅骨厚度可能影响容貌、开放骨折使脑膜或脑组织暴露在微生物环境中存在感染可能等因素下均需考虑手术治疗。在手术的具体实施过程中，需要遵循以下基本原则：妥善处理开放性创口，彻底清创减少感染风险；手术切口要足够大，期望能够覆盖凹陷骨折全部范围，以控制可能来源于静脉窦的大出血，也利于实施骨折复位；对凹陷骨折要努力实现解剖复位，以保证颅骨外廓的完整性；手术在实现骨折复位的同时，要注意剪开硬膜探查，以免遗漏颅内血肿和挫伤等需要手术处理的病变；要实现硬膜的严密修补，可采用邻近的自体筋膜或人工材料，避免脑脊液漏导致感染增加的可能；对于前颅底骨折或存在脑脊液鼻漏表现者，术中要探查颅底修补漏口，避免再次手术修补。既往由于存在不去除骨片就会感染，导致修补失败的顾虑，故传统治疗观点采用去除破碎颅骨片、清除脑内失活组织的方法，伤口愈合后择期行颅骨缺损修补术。由于患者需行二次手术，增加其痛苦及经济负担。我认为，开放性颅骨粉碎凹陷性骨折创口的污染程度并不是一期颅骨整复术的禁忌证，应该努力实现一期凹陷性骨折整复手术，只要对创口和骨片的处理得当，术后以强效、广谱抗生素预防感染，即可使患者免受二次手术之苦。本例中硬膜下放置 ICP 监测探头并监测 ICP，为术后指导甘露醇等脱水、利尿药物的应用提供了很多便利，避免经验用药的盲目性，也减少了给予此类药物发生潜在不良反应的风险。患者取得了较好的疗效，预后良好。

【病例点评】①颅骨骨折是临床常见的 TBI 类型，严重的开放凹陷性骨折需要进行及时的手术治疗；②在手术设计和实施过程中要控制可能的静脉窦损伤导致的大出血，充分实现凹陷骨折的解剖复位，必要时对前颅底骨折进行探查修补，防止术后脑脊液漏进行二次手术；③合并开放伤的患者，术后需要加强预防感染治疗。

39. 病例8：脑挫裂伤 颅底骨折

患者男性，30 岁。头部摔伤昏迷数十分钟后入院。入院时神志清醒，GCS14 分。CT 扫描：右额叶脑挫裂伤、颅内积气、额骨骨折（图 22）。次日上午患者意识明显下降，出现淡漠、嗜睡，但对刺痛能够正确应答。复查 CT 显示：双额叶脑挫裂伤加重、周围水肿明显、脑室和基底池受压（图 23）。临床医师与家属沟通决定行颅内压植入术，必要时行去骨瓣减压术。常规行右额钻孔安置脑室内 ICP 监测探头，初始 ICP 为 15mmHg，持续观察 30 分钟，ICP 维持在 10 ～ 15mmHg（图 24）。临床医师决定不做去

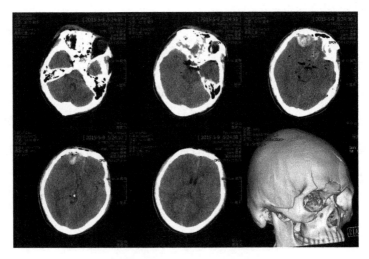

图 22　右额叶脑挫裂伤，tSAH，颅内积气，额骨骨折

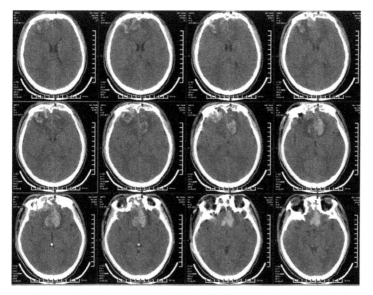

图 23　入院次日 CT 扫描：双额叶脑挫裂伤加重、周围水肿明显

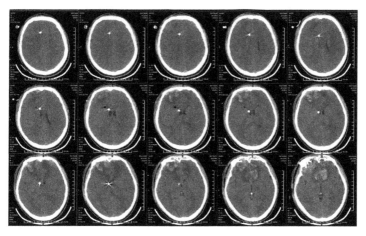

图 24　行 ICP 置入术时 CT 扫描：双额叶脑挫裂伤周围水肿、脑室内 ICP 监测探头

骨瓣减压术。术后患者神志清醒，ICP 持续在 15mmHg 以下，第 7 天拔除 ICP 监测探头和 CSF 引流。复查 CT 显示：脑挫裂伤明显吸收、脑室脑池形态正常（图 25）。伤后 10 天痊愈出院。

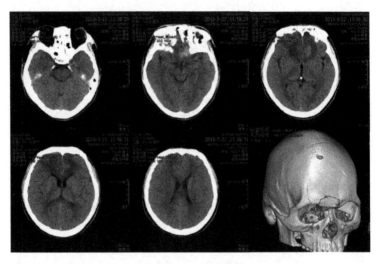

图 25 术后第 7 天 CT 扫描：双额叶脑挫裂伤吸收、周围水肿明显减轻、脑室脑池形态正常

【临床讨论】颅骨骨折后颅内积气临床比较常见。最常见的并发症是颅内感染和脑脊液漏。如果患者同时出现广泛性脑挫裂伤、颅内高压，在脱水治疗难以控制的情况下，仍然需要行开颅减压手术。但由此带来的问题是可能会增加颅内感染的机会。该患者临床出现进行性意识障碍，

CT 显示脑挫裂伤水肿扩大。从临床医师角度考虑，应该有去骨瓣减压的手术指征。为了进一步判断是否有去骨瓣减压术指征，主治医师首先安置 ICP 监测探头，根据患者颅内压决定是否行去骨瓣减压手术，是非常合理的，也取得了非常满意的疗效。这不但避免了去骨瓣减压术，也减少了颅内感染和 CSF 漏的机会。

【病例点评】脑挫裂伤的手术指征和手术时机仍然存在争议。根据《颅脑创伤去骨瓣减压术中国专家共识》，目前大多数神经外科医师认为出现下列 3 种情况应该有去骨瓣减压术指征：进行性意识下降、CT 显示脑损伤灶进行性增大并引起占位效应、ICP > 30mmHg 持续 30 分钟以上，对三种评价指标进行综合分析才能做出合理的决定。对于有开放性颅骨骨折的患者，尽量避免开颅减压手术，这样可以显著减少颅内感染和脑脊液漏的发生概率。该患者的处理遵循了上述原则，尽管伤后次日患者出现进行性意识下降和 CT 扫描显示脑损伤灶进行性增大并引起占位效应，但是，颅内压基本正常，采用非手术治疗完全能够渡过脑水肿颅内高压关。该病例对于临床类似患者的处理具有很大指导价值。我认为临床医护人员及时有效的动态观察非常重要，包括动态的病情观察、动态的 CT 扫描和连续 ICP 监测技术的综合应用。

40. 病例9：开放性颅脑创伤——金属异物贯穿颅腔

患者男性，19岁。江西民工，工地上班时不慎被钢钎刺入颅内于2008年12月31日来院急诊。急诊检查：神志昏迷、GCS 8分，左侧肌力0级，右眼眶钢筋外露、伤口流血（图26）。头颅X线片和CT扫描显示右侧颅内钢钎贯穿颅腔（图27）。急诊行开颅清创手术。按照钢筋入口和颅内远端设计额部和枕部两个皮瓣和骨瓣。暴露颅内进颅钢筋和枕部远端钢筋后，直视下缓慢拔除钢筋（图28）。术中未见大出血。伤道放置引流管。术后复查头颅CT显示伤道内残留血肿。引流管内血肿腔注入尿激酶3天后脑伤道内血肿引流干净。给予青霉素、氯霉素和甲硝唑等治疗，伤口和颅内无感染。伤后2周患者清醒，右眼活

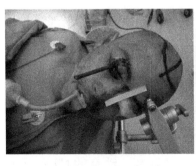

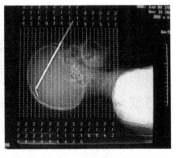

图26 右眼眶钢筋外露 （彩图见彩插6）

图27 头颅X线片和CT扫描显示右侧颅内钢钎贯穿颅腔

动正常，左侧肌力恢复至 3 级出院（图 29），后转康复医院行高压氧等康复治疗。1 个月后，患者左侧肌力完全恢复至 5 级，格拉斯哥预后评分（GOS）5 分痊愈。伤后 3 个月行颅骨成形术。

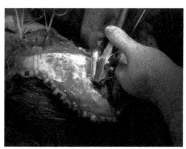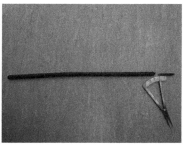

图 28　暴露颅内进颅钢筋和枕部远端钢筋后，直视下缓慢拔除钢筋
（彩图见彩插 7）

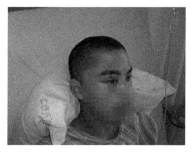

图 29　术后 2 周患者创口无感染，右眼活动正常出院康复

【临床讨论】开放性颅脑创伤是指由锐器或严重钝器打击或由火器穿透造成头皮、颅骨、硬脑膜同时破裂，脑组织直接或间接与外界相通的创伤。硬脑膜是一层坚韧的

纤维膜，是防止颅内感染的重要屏障。开放性头皮损伤和
颅骨骨折，如硬脑膜未破裂，颅腔不与外界相通，只有头
皮开放伤或开放性颅骨骨折的颅脑创伤，临床上常列入闭
合性颅脑创伤。当头皮、颅骨和硬脑膜同时损伤，颅腔与
外界相通时，才属于开放性颅脑创伤。颅骨骨折时常引起
颅底硬脑膜破裂，发生脑脊液漏，颅腔经鼻腔、副鼻窦或
耳腔与外界相通，实际上也属开放性颅脑创伤，但因没有
需清创的头颅部开放创口，且脑脊液漏大部分在伤后数日
内自然停止，一般不需手术处理，因而称为内开放性颅脑
创伤，也按闭合性颅脑创伤处理。开放性颅脑创伤根据其
致伤原因不同，分为非火器性伤和火器性伤。两者均易造
成颅内感染和出血。颅内有不同性质非金属或金属异物存
留时，创伤愈合后，由于脑膜与脑或头皮的瘢痕粘连，有
癫痫发生率高的特点。锐器穿刺伤，创口多较小而整齐，
颅骨呈洞形骨折，脑组织伤道随刺入深度不同而不同，一
般伤道较整齐，周围挫伤范围小。穿入颅内的致伤物，可
将颅外组织碎片或异物带入伤道深部，伤及颅内血管，静
脉窦可并发出血，伤道内或硬脑膜下形成血肿。有时致伤
物可经眼眶、鼻腔等处戳入颅内，易致颅内污染。开放性
颅脑创伤可见头部创口，易于诊断。但对颅内损伤情况，
则需仔细检查并借助于必要的辅助检查：①创口检查。应

注意创口的部位、大小、形态，有无脑脊液和脑组织外溢，有无活动性出血。为防止遗漏细小的创口，应剃光头发，仔细检查。未做好手术准备，严禁探查创口深部，防止大的出血。②X线摄片检查不能完全被CT扫描所代替，颅骨X线正、侧位平片和额枕位片应列为常规检查。X线摄片检查对了解颅骨骨折的部位、类型、程度等全面情况及颅内可显异物的数目、位置、性质及插入物的位置，指导进行清创术十分重要。③CT扫描为快速、无损伤性检查。对了解脑损伤情况；如损伤的性质、位置和范围，颅内出血和血肿情况，碎骨片和可显示异物的存留都有很大意义，是目前急性开放性颅脑创伤必要的检查方法。

所有开放性颅脑创伤均需尽早行彻底清创手术：①在急诊室对伤员进行检查诊断的同时，应剃除头发。剃除范围应足够行创周清洁及手术，创口大或有多个创口者最好剃除全部头发。手术前常规给予抗生素和破伤风抗血清，做好配血工作。②对于清醒成年伤者和伤道较浅、手术又不复杂者，可采用局部麻醉和给予神经安定剂。对小儿、老年人以及比较复杂的开放性颅脑创伤病例，应选用气管内插管全麻，有条件者术中应对有关生理指标进行监测。③对头部创口，先以无菌纱布轻压创口上，用肥皂清洗创周皮肤，再用无菌生理盐水冲洗，继而取下创口上纱布，继续冲洗创口，不可加压冲洗，防止冲洗液注入颅内。擦干后消毒、铺巾，开始进行手术。④清创应从头皮到脑伤道逐层进行。头皮创口不宜过多切除创缘，以 2～3mm 为宜，避免缝合困难或张力过大。应去除失去活力的组织，去除异物，修齐创缘，根据需要"S"形或弧形切开，扩大创口，进行深层清创。取出游离的小的碎骨片，尽量保留与软组织相连的大骨片，从内向外咬除骨质，或先在正常颅骨处钻一孔，循骨折边缘扩大咬除骨质，根据颅内手术需要做成骨窗。撕裂的硬脑膜仅做修剪，扩大剪开，显露脑伤道。脑组织清创应在直视下，由浅入深，边冲洗边吸引，清除脑内异物、碎化脑组织、血块，彻底止血，尽量采用电凝止血，少用或不用明胶海绵。彻底清创后，脑组织塌陷、脑搏动良好者，应缝合或修补硬脑膜。硬膜外置引流管，另戳孔引出，术后引流 48～72 小时拔除。头皮创口应分层无张力缝合。脑挫裂伤严重、清创后颅内压仍高者，可不缝合硬脑膜，头皮分层严密缝合。张力过大者，可延长切口，筋膜下游离，两侧减张切开或转移皮瓣封闭创口。

头部嵌入致伤物的处理：有致伤物嵌入的穿入伤，不可贸然拔除，应在检查明确伤道走行后进行清创处理。如创口位于颅眶部、外侧裂区和静脉窦区等重要部位，在未明确刺入深度前，切不可随意将异物拔出，在转运时亦须保持异物不被移动，异物紧邻大血管时，最好在术前行血管造影，了解与重要血管的关系，预先制订相应的手术方案，妥善处理。对于颅内锐器贯通伤患者必须在异物出入口都做开颅瓣，同时暴露异物才能取出异物。手术时，先以头皮创口为中心做"S"形切口，在嵌入物旁钻孔，绕异物一周以骨钳扩大骨孔，或钻四孔锯开形成方形骨瓣，再扩大硬脑膜破孔，直视下沿异物纵轴缓慢拔出异物，沿伤道探查，清除异物，碎化脑组织，彻底止血，清创后反复冲洗。张力不大时，缝合硬脑膜，闭合创口；张力大、伤道迅速闭合外涌者，多为伤道深部有出血，应扩开伤道，清除血块，找出出血部位彻底止血，不可贸然封闭创口。术后加强抗感染治疗，选用广谱抗生素，剂量与应用时间适当延长。另外，应该加强抗癫痫治疗，预防外伤性癫痫的发生。

【病例点评】①颅内金属异物必须在开颅直视下缓慢拔除，禁止盲目拔除；②金属异物贯通整个大脑无法行整个伤道清创，如果大脑深部伤道内无明显活动性出血，可在伤道内放置引流管持续引流；③术前、术中和术后使用抗生素防治颅内感染。

41. 病例 10：特重型颅脑创伤并发神经源性肺水肿

患者男性，38 岁。特重型颅脑创伤，GCS 4 分，双侧瞳孔散大。行双侧大骨瓣减压术，因颅内高压行亚低温治疗同时采用呼吸机辅助呼吸。患者呼吸急快同时出现粉红色泡沫痰。血气分析：PaO_2 65mmHg、$PaSO_2 < 80\%$。呼吸机给氧浓度从 50% 逐步升至 100%，但仍然无法维持正常动脉血中的氧浓度和氧饱和度。床边胸部摄 X 线片：左肺完全湿变（图 30）。诊断为神经源性肺水肿（neurological pulmonary edema，NPE）。采用呼吸机辅助呼吸，高浓度给氧，控制输液量，维持血浆胶体渗透压、皮质激素等综合治疗 2 周，血气分析逐步恢复正常，左肺湿变好转（图 31）。伤后第 3 周逐步脱离呼吸机，能保持血气指标正常范围。伤后第 40 天，左肺湿变基本恢复（图 32），患者血气指标完全正常，逐步拔除气管套管。患者转康复医院行高压氧等康复治疗。

【临床讨论】肺水肿的临床表现十分凶猛，如不及时处理，常因肺间质及肺泡水分迅猛增加，造成患者急性呼吸衰竭，严重者可因缺氧导致死亡，文献报道病死率在 58%。肺水肿分为心源性和非心源性因素，前者临床较为

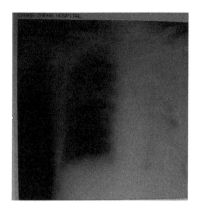

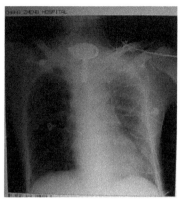

图 30　急诊床边摄 X 线片显示：左侧完全肺湿变

图 31　伤后 2 周胸部 X 线片显示：左肺湿变好转

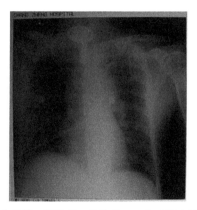

图 32　伤后第 4 周胸部 X 线片显示：左肺湿变基本吸收

多见，后者近年来逐渐引起人们的注意，其中神经源性肺水肿临床中并不少见，应引起充分的重视。对神经源性肺水肿的发生机制目前认识尚不统一，多数学者认为肺血管痉挛性收缩及肺毛细血管通透性增加是造成神经源性肺水肿的主要因素。与急性呼吸窘迫综合征（acute respiratory distresssyndrome，ARDS）的发生机制和病理改变均不一样，它主要是由于各种急性中枢神经系统损伤导致颅内压急剧升高而引起的一系列病理改变。这方面文献报道尚不多见。目前对神经源性肺水肿发生机制的认识包括：自主神经功能失调，交感神经兴奋，儿茶酚胺大量释放，外周血液进入肺循环骤然增加，肺动脉压升高；肺血管上皮细胞产生的内皮素-1作用使肺血管通透性增高；神经肽Y生理情况下具有调节肺循环功能，在颅内压增高时可通过神经肽YY受体亚型作用使肺微循环血管通透性增高。目前这些认识尚不能很好地解释神经源性肺水肿的发生机制。患者TBI或手术后数分钟至5天内出现神经源性肺水肿，表现为烦燥、心率增快、呼吸急促、气道内短时间内呛咳溢出中等至大量淡红色泡沫样痰，随即血压下降，监测经皮SaO_2降低，血气结果提示低氧血症，二氧化碳分压下降。双肺听诊可闻及满布中等湿啰音，表现为急性肺水肿临床征象。X线片显示双肺均匀性渗出性密度增高影。病情发展迅速，如不能得到及时有效的处理，患者将很快死亡。神经源性肺水肿由于起病迅速、治疗困难，病死率高。治疗上除增强对本病的认识外，应迅速采取如下几项措施：①病因治疗，迅速降低颅内压，应用脱水剂及地塞米松（或甲泼尼龙）以减轻脑水肿，并能降低肺毛细血管通透性。对颅内血肿造成的颅内高压应紧急开颅清除血肿，脑组织损伤严重者可行单侧或双侧去大骨瓣减压。对严重损伤，弥漫性脑水肿和脑肿胀患者给予亚低温治疗。②改善肺通气，紧急气管插管或气管切开予呼吸机正压通气，以保证供氧，减少呼吸做功耗氧，同时可给予呼气末正压通气（PEEP，$5 \sim 15cmH_2O$），以改善因肺水肿时通气血流比例失调所致的弥散障碍。③维持循环功能稳定，适当使用强心、血管活性药（建议使用多巴胺和多巴酚丁胺），血压稳定后尽早应用扩血管药利及丁，以改善微循环，有文献报道多巴胺对神经源性肺水肿具有良好的治疗效应。④中枢神经抑制剂，适当应用巴比妥类药物或安定，以减少神经兴奋性，提高机械通气的同步性。⑤调整水电解质、酸碱平衡，维护内环境稳定。⑥加强护理监测。护理工作是抢救成功与否的关键，对中枢神经系统严重损伤的患者，应警惕神经源性肺水肿的发生，一旦出现临床迹象及时报告医师，避免延误抢救。在日常护理中，应抬高床头以利脑静脉回流，促进脑脊液循环；加强气道护理，定期气道湿化吸痰，预防呼吸道感染。

总之，神经源性肺水肿病情复杂，病程发展迅速，临床应提高对本病的认识，根据病因、临床表现和血气分析结果，尽早确立临床诊断，采取相应的急救措施，以提高救治成功率。

【病例点评】①该患者的严重神经源性肺水肿临床表现非常典型，包括：呼吸困难、咳粉红色泡沫痰、肺部 X 线片显示一侧或双侧肺呈毛玻璃样改变。因此诊断不困难，及时抢救和正确治疗是关键。②正确调节呼吸机参数，尽量改善患者的血气指标非常重要。激素是治疗神经源性肺水肿的关键措施。严格控制患者的出入量和渗透利尿是基础性治疗。③同时应该重视防治肺部感染等并发症。

42. 病例 11：TBI 后硬膜下积液

患者男性，53 岁。因特重型颅脑创伤、右侧硬膜下血肿、脑疝行右侧开颅血肿清除减压术。术后 1 个月清醒出院康复。术后 3 个月，患者逐步出现右侧肢体肌力下降和失语，意识逐步减退至昏迷，头颅 CT 扫描显示：左侧硬膜下积液、中线明显右移（图 33），诊断为右硬膜下积液，采用急诊行钻孔引流术。术后第 3 天拔除引流管，左侧硬膜下积液仍然存在，患者临床症状无改善。第二次手术行左侧开颅打开硬膜下腔与侧裂池沟通，术后复查头颅 CT 显示左侧硬膜下积液仍然存在。第三次手术改行硬膜下腔 -

腹腔分流手术＋右侧颅骨成形术。手术后复查头颅 CT 显示：硬膜下积液消失、中线居中（图 34）。患者逐步清醒，偏瘫和失语逐步恢复。患者转康复医院继续行高压氧等康复治疗。

【临床讨论】TBI 后引起脑脊液积聚在硬脑膜下腔，称为创伤性硬膜下积液。在 TBI 中此并发症占 3.7%～5.4%，多见于幕上，偶可见于幕下，液体大多游离覆盖于脑表面，少数可有被膜形成，称为积液。硬膜下积液的发生原因众说不一，可能与下列机制有关：①单向渗透学说。TBI 过程中脑表面的蛛网膜破裂，大量脑脊液经创伤所致的蛛

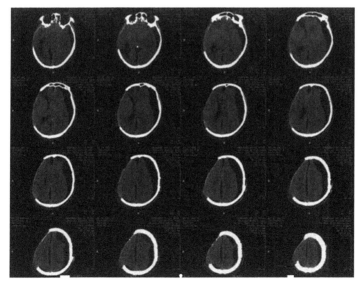

图 33　头部 CT 扫描显示：左侧硬膜下积液、中线明显右移

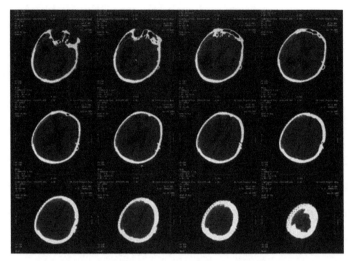

图 34　分流术后复查 CT 显示：硬膜下积液消失、中线居中

网膜裂口处流入硬膜下腔，同时在裂口处的蛛网膜形成活瓣，从而使得脑脊液容易进入硬膜下腔，但不能回流。此外，由于蛛网膜与软脑膜之间有纤维条索（蛛网膜小梁）固定，使两者关系较为紧密，而硬脑膜同蛛网膜之间联系较为疏松，同时硬脑膜紧密附着在前中颅窝上，在蛛网膜撕裂后，蛛网膜外硬膜下疏松的潜在间隙便很容易被脑脊液充填，形成积液。关于发生蛛网膜破裂的原因，有文献报道蝶骨嵴、视交叉部及外侧裂区是蛛网膜常被撕破的地方，这可以解释硬膜下积液好发于颞额部的原因。由于外侧裂池与锐利的蝶骨嵴相平行，在颞部直接着力或枕部对冲着力的情况下，颞叶外侧裂区与其平行的蝶骨嵴相撞，

可能是发生外侧裂池蛛网膜破裂的主要原因。此外，大脑中动脉搏动可成为脑脊液经蛛网膜裂孔进入硬膜下腔的推动力，有时于术中暴露外侧裂区时可观察到脑脊液从该处蛛网膜裂孔呈搏动性地流出。②渗透学说。TBI后血脑屏障破坏，毛细血管通透性增强，血浆成分大量渗出形成积液聚集于硬膜下腔。同时积液内蛋白含量升高使渗透压亦升高，高渗透压的积液又使周围脑组织水分和蛛网膜下腔水分渗入积液内，导致体积不断增大而形成。③脑脊液吸收障碍学说。脑外伤后蛛网膜下腔常常伴有出血，红细胞在脑脊液里很快降解成血红蛋白，血红蛋白很容易堵塞蛛网膜绒毛，并可形成蛛网膜的粘连，影响脑脊液的吸收，如果在蛛网膜上存在裂口，为了缓解脑内脑脊液增多的压力，部分脑脊液随着压力差进入硬膜下腔形成积液。④近年来发现创伤后双侧硬膜下积液的发病率增高，尤其是年龄较大且伴有脑萎缩的患者，可能因脑萎缩的存在，使颅内游离间隙增大，蛛网膜下腔脑脊液增多，从而成为本病的发病因素。综上所述，硬膜下积液的发生机制尚存在多种理论解释，但是直到现在，没有一种理论能够解释所有的临床事实，有的也缺乏进一步的基础实验或解剖证据。因此，至今仍然不能用一种理论去解释所有患者的临床表现，应该因人而异，针对不同患者的病情，给出不同的理论基础，并且选取符合理论基础的治疗方案。CT 动态观察发现积液在增加，且有脑受压和（或）相应的临床症状时，则需手术治疗。至于手术方式，一般采用钻孔外引流，于术后 2～3 天，复查 CT 积液明显减少或消失则拔除引流管。对慢性硬膜下积液患者，为使脑组织膨起，使积液腔闭合，术后可以少用或不用强力脱水剂。对于那些积液量大、有不同程度脑萎缩、外引流后脑复位迟缓者可考虑积液腔 – 腹腔分流术或开颅切除包膜，使之与蛛网膜下腔交通，大多能收到满意的治疗效果。对于 CT 动态观察，积液不断减少，临床症状好转者，无需手术治疗。

【病例点评】①该患者在去骨瓣减压术清醒后有逐步昏迷、偏瘫失语，CT 显示硬膜下积液明显伴有中线明显移位，应该行手术治疗。②外科手术治疗首选钻孔引流术，对于反复钻孔引流无效的患者应该采取硬膜下腔 - 腹腔分流术。提倡同时一次行分流术与颅骨成形术，不但可以减少一次全麻手术，同时避免分流术后颅内压力明显下降导致的相应并发症。③应该重视防治分流术并发症。

43. 病例 12：脑积水影响昏迷患者苏醒

患者男性，52 岁。因原发性脑干伤、脑室出血和外伤性蛛网膜下腔出血等严重颅脑创伤持续昏迷 92 天。CT 和 MR 扫描显示：所有脑室扩大伴渗出（图 35）。诊断为交通性脑积水。行脑室 - 腹腔分流手术。手术后 2 天患者清醒，可正确回答问题。手术后复查 CT 示脑室恢复正常（图 36）。长期随访 5 年，按照 GOS 评分，患者恢复至中度残疾。

【临床讨论】重型颅脑创伤持续昏迷 92 天的患者通过脑室 - 腹腔分流手术，手术后第 2 天意识清醒可正确回答医师指令，分流手术取得肯定疗效。说明脑积水是导致患者长期昏迷的原因之一。当然，决定重型颅脑创伤长期昏迷患者分流手术疗效的关键是正确的手术指征。文献

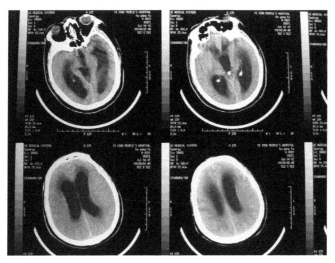

图 35　CT 显示侧脑室和三脑室扩大伴渗出

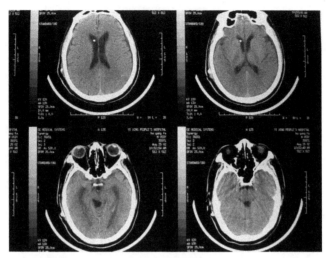

图 36　CT 显示分流手术后侧脑室和三脑室恢复至正常，分流管位置在右侧
脑室前角

报道，TBI 后脑积水的发病率为 0.7%～8.0%。如果采用
CT 所见脑室扩大作为诊断指标，则发病的比率可以高达
30%～86%。美国多中心研究随访结果发现外伤后脑积水
的发生率为 6%，但伴有创伤性蛛网膜下腔出血者可高达
10%～34%。凡创伤后昏迷持续 1 周以上者，继发脑积水
的发生率可高达 90%。TBI 后的脑积水按发生时间可分为
急性型和慢性型。急性脑积水通常发生在脑创伤后 2 周之
内，最快在伤后 3 天即可出现，此型临床上较为常见。慢
性型脑积水则多在创伤后 3～6 周形成，亦有迟至数月、
半年以上才发生者。患者常存在蛛网膜增厚纤维性变、室

管膜破坏及脑室周围脱髓鞘等病理改变，常以脑脊液吸收障碍为主。脑挫裂伤往往伴发硬膜下血肿、蛛网膜下腔出血。对这类病例，必须高度警惕继发脑积水的可能性。凡持久昏迷不醒或病情稳定后突然意识进行性恶化伴颅内压增高表现，或神经系统障碍加重而难以解释时，均应考虑到脑积水的可能。

按照脑脊液循环的通畅性可分为非交通性脑积水和交通性脑积水。非交通性脑积水（梗阻性脑积水）是由于脑脊液在脑室系统内或脑室系统出口处流动受限所致，通常由外伤后脑室系统出血等原因引起；交通性脑积水是由蛛网膜颗粒的阻塞引起，交通性脑积水在脑室系统内和第四脑室出口处的流动是不受影响的，这种情况通常是由于蛛网膜下腔的出血引起蛛网膜颗粒的粘连。严重的颅骨骨折和脑膜炎也可以导致患者出现脑积水。慢性脑积水多为交通性脑积水，初期患者的颅内压高于正常，至脑室扩大到一定程度后，由于吸收面扩大，颅内压逐渐下降至正常范围，但由于脑脊液的静水压已经超过了脑室壁所能承受的压强，使脑室壁继续扩大，脑萎缩进行性加重致临床症状不断进展。创伤后脑积水多在一年内发病，其临床表现往往被原发性脑损伤的症状所掩盖，当两者合并存在时，临床表现之间相互重叠，较难鉴别。继发于重度颅脑损伤的急性脑积水患者，病情急骤凶险，病死率高。伤后数日内出现脑积水者可表现脑积水为深昏迷、去脑强直、瞳孔散大和呼吸抑制。伤后2周内发生者多表现为伤后持久昏迷不醒或病情稳定后突然意识障碍程度加深，伴有颅内压增高表现，或出现难以解释的神经系统障碍加重；慢性型脑积水多见于伤后3～6周，或迟至6～12个月，多见于脑脊液吸收障碍导致交通性脑积水。

脑创伤后脑积水的CT扫描所见：①脑室扩大，尤以侧脑室前角较为明显，第三脑室和颞角亦可扩大。②脑沟正常或消失，如脑沟存在，应有第四脑室和基底池的扩大。③扩大的侧脑室周围，尤其是额角周围存在明显的低密度区，多是由于脑室内CSF静水压升高，室管膜破裂CSF渗入脑室周围脑白质内所致，多见于急性型脑积水，在脑萎缩引起的脑室扩大患者中一般不会出现这种性质的水肿。④脑室扩大重于脑池扩大。对于临床有怀疑但缺少确切诊断依据的患者应该做连续的CT随访检查。

MRI对脑积水的诊断、分型、病因的确定亦有重要价值。首先，MRI成像可提供一般CT缺乏的颅脑矢状面和冠状面的影像，更为直观地显示脑室系统的大小和导水管的通畅情况。其次，可敏感地显示一些微小病变，MRI可区分正常压力脑积水和高压力性脑积水，比CT优越，因

CT 扫描仅能显示脑室体积增大，而 MRI 可显示脑室体积增加而蛛网膜下腔体积却减少。

目前，脑脊液分流术已成为治疗创伤后脑积水的主要手段，其适应证有：①创伤后脑积水合并颅内高压者；②神经功能缺失不能用创伤所致的局部脑损伤来解释者；③有特征性正常压力脑积水的临床表现者。分流术禁忌证有：①年龄过大或昏迷时间较长，即使分流术成功症状也不会有所改善者；②颅内感染未控制者；③脑室液蛋白含量过高或有出血者；④分流处或分流管路径有局部感染者；⑤有严重循环、呼吸系统疾病者。

在脑创伤后脑积水的治疗中，应用最广泛的是侧脑室 - 腹腔分流术（V-P 手术），其次为侧脑室 - 心房分流术（V-A 手术）。通常是做右侧侧脑室 - 腹腔或右侧侧脑室 - 心房分流。选择右侧的理由是尽可能避免损伤到左侧的语言中枢。如果临床特殊情况不允许做这样的操作，可以根据实际情况做出调整。如果存在腹部大面积斑痕、腹膜炎、腹腔脏器损伤等情况，也可以考虑做胸腔分流等。分流装置应该带有储液囊，以备暂时增加引流或开放引流之用或监测分流装置通畅情况。手术所用的脑脊液分流管一般由脑室管、阀门装置、腹腔管（或心房管）三部分组成，并按 CSF 自动打开阀门所需压力的不同而分为低

压（10 ～ 75mmH$_2$O）、中压（65 ～ 135mmH$_2$O）和高压
（120 ～ 200mmH$_2$O）三类。目前越来越多的医院采用可调
压分流管。

【病例点评】①重型颅脑创伤持续昏迷＞ 1 个月称为长
期昏迷。长期昏迷的原因很多，除了严重原发性和继发性
脑创伤外，脑积水是长期昏迷的原因之一。②对于 TBI 后
长期昏迷患者要定期行 CT 扫描，一旦发现脑室进行性增
大合并渗出，尤其是对梗阻性或部分梗阻性脑积水患者，
在病情允许的情况下，应该及早行分流手术。对于进行性
加重的交通性脑积水合并渗出也应该积极行分流手术。③
分流手术首选脑室 - 腹腔分流术。脑室导管首选位置是右
侧侧脑室前角，导管深度为 4cm 左右（导管头部放置在侧
脑室前角，不要太深进入三脑室或对侧）。④分流手术也有
少量并发症，包括：出血、感染和分流管堵塞等。

44. 病例 13：TBI 后昏迷患者的正中神经电刺激催醒治疗

患儿男性，6 岁，因头部外伤后迁延昏迷 3 周余经当
地医院转我院就诊。患儿在路边玩耍时被疾驶的汽车撞击
至 3 米远处，当即意识丧失。急送当地医院就诊，头颅 CT
示脑肿胀，未见脑挫伤及颅内血肿。行气管切开术，予重

症监护治疗，经补液、脱水、抗感染及神经营养治疗，患儿生命体征平稳，但意识昏迷。3 周后转来我院。入院查体：神志昏迷，气管切开中，右侧瞳孔散大，直径 4mm，光反应迟钝，左侧瞳孔大小及光反应正常，刺激睁眼，刺痛后肢体呈屈曲反应。入院后行右正中神经电刺激治疗，采用右正中神经电刺激仪于患者右前臂前面腕横纹上 2cm 处帖敷皮肤电极，施加直流电刺激，采用不对称方波，波宽 300ms，起始刺激强度 20mA，频率 40Hz，每分钟工作20 秒，静息 40 秒。每日行电刺激治疗 8 小时。行电刺激治疗一周后，患儿不自主活动明显增多，伴有流涎。治疗2 周后，因治疗时患儿哭闹，调低电刺激强度至 10mA，患儿有下床小便的主动意向，扶持下床后可行走，治疗第 3周起患儿拔除气管插管，开始读数，认知功能逐渐恢复。治疗 4 周后，患儿可语言交流，但言语欠流利，可完成简单电脑游戏。电刺激治疗持续 4 周，此后患儿认知功能继续恢复，接近同龄儿童水平。伤后 6 个月，患儿出现右侧慢性硬脑膜下血肿，行钻孔引流后治愈。次年入小学就读。

【临床讨论】对 TBI 后昏迷的救治，目前存在几个难点：首先，对于创伤性昏迷产生的机制，尤其是与昏迷相关的递质变化及其更加上游的分子及基因学变化特征，目前尚不能掌握其关键部分。其次，对于 TBI 早期，治疗的重点在通过药物及手术手段改善导致颅内压增高的病理生理环节，不仅缺少尽早针对昏迷产生环节进行干预的理念，事实上也缺少可以应用的干预手段。对于各种原因引起的昏迷 6 个月或 1 年以上的患者，往往已经脱离神经外科医师的直接管理，多数转入康复阶段。对于这些患者相应的干预措施仍较缺乏，右正中神经电刺激提供了可行性治疗选择方案。电刺激治疗干预意识障碍包括多个方面的技术内容，如丘脑核团刺激、脊髓电刺激和经皮电刺激。对于适宜的患者，丘脑刺激可以获得一定的效果。右正中神经电刺激是经皮电刺激中较为成熟的治疗方式，多年来，国内外的研究者对于右正中神经电刺激治疗意识障碍的技术路线进行了充分的设计探讨，逐步过渡到临床应用。我们单位选取 TBI 后昏迷时间长于 2 周的患者实施右正中神经电刺激。研究结果提示，右正中神经电刺激治疗无严重不良反应，包括外伤性癫痫和消化道出血、肺部感染等，从而排除了右正中神经电刺激引起临床严重不良反应的可能。从疗效分析，治疗 2 周期间，患者隔日平均GCS 在电刺激组呈逐渐上升的趋势，较对照组明显。治疗 2 周后，治疗组超过 30% 的患者由昏迷转为清醒。伤后 6 个月随访，治疗组意识清醒患者所占比例较对照组多，而植物状态患者比例则较对照组明显减少。我们在治疗过程中也利用 SPECT-CT 技术检测治疗组部分患者的脑血流灌注变化情况，结果提示：接受右正中神经电刺激治疗的患者脑血流灌注情况与电刺激治疗前相比较，皮质、基底节和脑干均出现明显的脑血流灌注增加。这种全局性的脑血流灌注改变表明电刺激在感觉信号自外周向中枢传导通路的全过程均产生神经元及细胞核团自抑制状态向兴奋状态的改变。结合脑干听觉诱发电位检查结果所提示的内容，右正中神经电刺激治疗组患者出现明显的诱发电位波幅改善的情况，表明右正中神经电刺激可治疗颅脑伤昏迷患者并改善昏迷的预后，提示电刺激治疗的中枢效应机制，也提示脑血流灌注的增加和脑干诱发电位的改善可能是提示 TBI 后昏迷患者电刺激治疗生效的预后判断指标之一。实践证明，右正中神经电刺激治疗不影响患者重症监护治疗措施的执行、不增加患者颅内状况变化的危险、不产生临床严重不良反应，在 TBI 后早期应用，措施安全、简便。这一治疗方法对伤后昏迷患者的苏醒有明显的促进作用，对清醒患者的生活质量也有改善和帮助。对于这一临床治疗手段，要积极推广其对 TBI 后昏迷的治疗价值，同时，对于其生效机制以及潜在的神经保护功效等方面的研究，也要进行深入探讨，以期深知力行，造福病患。

【病例点评】① TBI 救治的成功，往往意味着患者生命得到挽救，也意味着患者可能陷入长期昏迷的困境中。对于 TBI 后植物状态的治疗，目前还是临床难题之一。②右正中神经电刺激促醒技术方法简单易行，无任何不良反应，为 TBI 后昏迷患者的早期催醒干预提供了可能。右正中神经电刺激促醒技术能在 NICU 急性期开始治疗，避免了在康复治疗阶段开始促醒延误催醒治疗、导致疗效差的可能性。③我国 TBI 人群基数大，相应对 TBI 后昏迷治疗的需求更加迫切，临床要积极合理地采用新技术手段和药物治疗方案，努力改善 TBI 患者的预后指标和生存质量。

参考文献

1. 中国医师协会神经外科医师分会，中国神经创伤专家委员会 . 中国颅脑创伤颅内压监测专家共识 . 中华神经外科杂志，2011，27（10）：1073-1074.

2. 励建安 . 脑外伤康复的现状与未来发展趋势 . 中国康复医学杂志，2011，26（12）：1095-1097.

3. 董月青，李建国，张赛，等 . 高颈段脊髓电刺激促醒颅脑创伤昏迷一例并文献复习 . 中华神经外科杂志，2011，27（6）：568-570.

4. 黄贤键，毛青，林勇，等 . 一种简单实用的大鼠侧脑室置管模型 . 中国临床神经外科杂志，2012，17（8）：485-487.

5. 雷晋，高国一，宋绍莉，等 . 右正中神经电刺激对颅脑创伤昏迷患者脑血流灌注的影响：SPECT-CT 显像观察 . 中华神经外科杂志，2012，28（2）：112-115.

6. 梁玉敏，江基尧 . 去骨瓣减压术治疗重型颅脑外伤——放弃还是坚持？中华神经外科杂志，2012，28（2）：207-210.

7. 江基尧. 积极开展循证医学研究，提高中国颅脑创伤患者的救治水平. 中华创伤杂志，2012，28（3）：197-199.

8. 高国一，包映晖，梁玉敏，等. 右正中神经电刺激早期干预对颅脑损伤昏迷患者的临床疗效观察. 中华创伤杂志，2012，28（3）：200-204.

9. 殷成，蒋理，周帅，等. 载脂蛋白 E 亚型通过细胞外信号调节激酶途径影响轴突生长锥的生长. 第三军医大学学报，2012，34（8）：744-748.

10. 周帅，蒋理，程崇杰，等. 载脂蛋白 E 对星形胶质细胞缺氧性损伤的保护作用. 第三军医大学学报，2012，34（20）：2067-2069.

11. 邱炳辉，徐书翔，曾浩，等. 早期营养目标策略治疗重型颅脑损伤的临床对照研究. 中华神经外科杂志，2012，28（11）：1083-1086.

12. 徐立新，刘运生，刘志雄，等. 不同温度对脑外伤后伤灶区 c-fos mRNA，NGF 表达的影响. 中国现代医学杂志，2012，22（22）：27-31.

13. 袁辉纯，徐立新，刘志雄，等. 体温控制对重型颅脑损伤患者脑脊液中 caspase-3、caspase-9 及预后的影响. 中国现代手术学杂志，2012，16（4）：245-248.

14. 漆松涛. 建立和发展神经外科重症监护单元. 中华神经外科杂志，2013，29（5）：433-434.

15. 邱炳辉，漆松涛，曾浩，等. 持续颅内压监测指导重型颅脑损伤治疗的临床研究. 中华神经外科杂志，2013，29（9）：933-936.

16. 邱炳辉，漆松涛，曾浩，等. 双侧脑挫裂伤的手术治疗策略. 中华医学杂志，2013，93（23）：1791-1794.

17. 周帅，蒋理，程崇杰，等.载脂蛋白E基因多态性在星形胶质细胞缺氧性损伤后早期凋亡中的作用.中华创伤杂志，2013，29（2）：170-174.

18. 江基尧，高国一.中国颅脑创伤十年.中华神经外科杂志，2013，29（2）：109-111.

19. 丁生豪，高国一，曹铖，等.颅脑创伤后昏迷患者脑脊液microRNA相关生物标志物的初步筛选.中华神经外科杂志，2013，29（2）：125-128.

20. 江基尧.中国颅脑创伤研究的现状与未来.中华医学杂志，2013，93（23）：1761-1762.

21. 中华神经外科学会神经创伤专业组.颅脑创伤去骨瓣减压术中国专家共识.中华神经外科杂志，2013，29（9）：967-969.

22. 党圆圆，杨艺，何江弘，等.严重意识障碍疾病的药物治疗进展.中华神经医学杂志，2013，12（10）：1077-1080.

23. 杨朝华，李鹏程，李强，等.重型颅脑损伤脑疝139例治疗分析.中华神经外科杂志，2013，29（2）：138-141.

24. 何江弘，杨艺，焦辉，等.持续性植物状态的神经调控治疗.中华神经医学杂志，2013，12（12）：1197-1200.

25. 黄齐兵，张源，苏雨行，等.重型颅脑损伤患者的颅内压监测与预后的相关性.中华医学杂志，2013，93（23）：1788-1790.

26. 黄齐兵，张源，宋承明，等.脑室型颅内压监测在特重型颅脑损伤中的临床应用.中华创伤杂志，2013，29（2）：107-110.

27. 宋春杰，孙巧英，杜一星，等.脑电图反应性预测重型颅脑外伤性昏迷患者预后的研究.中华神经外科杂志，2013，29（2）：150-152.

28. 鲜继淑，黄鑫.吸痰对重症颅脑损伤病人脑组织氧饱和度影响的研究.护理研究，2014，28（12）：4424-4427.

29. 惠纪元，龚如，梁玉敏，等.中国颅脑创伤数据库：短期预后因素分析.中华神经外科杂志，2014，30（1）：56-58.

30. 江基尧.提高中国颅脑创伤临床救治成功率之我见.中华神经外科杂志，2014，30（8）：757-759.

31. 中华神经外科分会神经创伤专业组、中华创伤学会分会神经创伤专业组.颅脑创伤后脑积水诊治中国专家共识.中华神经外科杂志，2014，30（8）：840-843.

32. 杨朝华，李强，陈茂君，等.雅安地震颅脑损伤69例救治分析.中华创伤杂志，2014，30（12）：1176-1179.

33. 江基尧.颅脑创伤诊断与治疗—临床实践与思考.北京：人民卫生出版社，2014.

34. 吴海涛，周帅，夏海坚，等.载脂蛋白E基因多态性对星形胶质细胞致伤后早期胞内p38MAPK表达的影响.中华创伤杂志，2014，30（9）：962-965.

35. 唐爽，江涌，周帅，等.载脂蛋白E基因多态性对脑损伤后血脑屏障修复的影响.中华创伤杂志，2014，30（10）：1040-1045.

36. 江涌，孙晓川，陈礼刚，等.APOE基因亚型及其短肽Cog1410对神经细胞损伤后早期凋亡的影响.第三军医大学学报，2014，36（6）：548-552.

37. 邱炳辉，漆松涛，曾浩，等.神经外科ICU耐药鲍曼不动杆菌颅内感染的治疗.中华神经外科杂志，2014，30（6）：586-588.

38. 张赛，李晓红.实时多参数监测技术在神经重症监护中的应用前景.中华创伤杂志，2014，30（6）：484-487.

39. 江基尧.颅脑创伤临床救治指南.4版.上海：第二军医大学出

版社，2015.

40. 中华医学会神经外科学分会颅脑创伤专业组，中华医学会创伤学分会神经损伤专业组.颅脑创伤长期昏迷诊治中国专家共识.中华神经外科杂志，2015，31（8）：757-760.

41. 钟建军，周昌龙，黄志坚，等.短肽cog1410对小鼠创伤性脑损伤灶周围脑水肿的影响.中华创伤杂志，2015，31（3）：259-263.

42. 邱炳辉，漆松涛，曾浩，等.重型颅脑损伤病人序贯性肠内营养治疗的研究.肠外与肠内营养，2015，22（3）：177-179，183.

43. 刘宏伟，李创华，刘志雄，等.局灶亚低温联合人工脑脊液冲洗对脑外伤后脑水肿的影响.中国现代医学杂志，2015，25（15）：1-5.

44. 金涛，宋锦宁，李宇，等.IP3R1在弥漫性轴索损伤后早期的表达及其意义.西安交通大学学报（医学版），2015，36（1）：85-88.

45. 赵修，宋锦宁，郗磊，等.大鼠弥漫性轴索损伤后Nogo-A在脑组织中表达的分布与动态变化及其意义西安交通大学学报（医学版），2015，36（1）：80-84.

46. 黄元志，宋锦宁，金涛，等.大鼠弥漫性轴索损伤后脑组织OPN分子的表达变化.西安交通大学学报（医学版），2015，36（1）：65-69.

47. 李丹东，宋锦宁，庞宏刚，等.Rho/ROCK通路在大鼠实验性弥漫性轴索损伤中的作用.西安交通大学学报（医学版），2015，36（1）：16-22.

48. 张源，王广辉，晏骖，等.钻孔外引流结合腰大池引流治疗去骨瓣减压术后对侧进展型硬膜下积液.中华创伤杂志，2016，32（2）：128-130.

49. Andrews PJ，Sinclair HL，Rodriguez A.Hypothermia for intracranial hypertension after traumatic brain injury. N Engl J Med，2015，

373 (25): 2403-2412.

50. Cao F, Jiang Y, Wu Y, et al. Apolipoprotein E-Mimetic Cog1410 Reduces Acute Vasogenic Edema following Traumatic Brain Injury. J Neurotrauma, 2016, 33 (2): 175-182.

51. Chan DYC, Sun TFD, Poon WS. Steroid for chronic subdural hematoma? A prospective phase IIB pilot randomized controlled trial on the use of dexamethasone with surgical drainage for the reduction of recurrence with reoperation. Chin Neurosurg J, 2015, 1 (1): 13-17.

52. Chen X, Zhang B, Chai Y, et al. Methylprednisolone exacerbates acute critical illness-related corticosteroid insufficiency associated with traumatic brain injury in rats. Brain Res, 2011, 1382 (5): 298-307.

53. Chen X, Zhao Z, Chai Y, et al.The incidence of critical-illness -related-corticosteroid -insufficiency is associated with severity of traumatic brain injury in adult rats. J Neurol Sci, 2014, 342 (1-2): 93–100.

54. Chen X, Zhao Z, Chai Y, et al. Stress-dose hydrocortisone reduces critical illness-related corticosteroid insufficiency associated with severe traumatic brain injury in rats. Crit Care, 2013, 17 (5): 1-13.

55. Cheng Q, Jiang B, Xi J, et al. The relation between persistent coma and brain ischemia after severe brain injury. Int J Neurosci, 2013, 123 (12): 832-836.

56. Chesnut RM, Temkin N, Carney N, et al. A trial of intracranial-pressure monitoring in traumatic brain injury. N Engl J Med, 2012, 367(26): 2471-2481.

57. Clifton MG, Valadka PA, Aisuku IP, et al. Future of rewarming in therapeutic hypothermia for traumatic brain injury: a personalized plan.

Ther Hypothermia Temp Manag, 2011, 1 (1): 3-7.

58. Cooper J, Rosenfeld JV, Murray L, et al. Decompressive craniectomy in diffuse traumatic brain injury. N Engl J Med, 2011, 364 (16): 1493-1502.

59. CRASH-2 trial collaborators, Shakur H, Roberts I, et al.Effects of tranexamic acid on death, vascular occlusive events, and blood transfusion in trauma patients with significant haemorrhage (CRASH-2): a randomised, placebo-controlled trial.Lancet, 2010, 376 (9734): 23-32.

60. CRASH-2 collaborators, Roberts I, Shakur H, et al. The importance of early treatment with tranexamic acid in bleeding trauma patients: an exploratory analysis of the CRASH-2 randomized controlled trial. Lancet, 2011, 377 (9771): 1096-1101.

61. Edlow BL, Giacino JT, Wu O. Functional MRI and outcome in traumatic coma. Curr Neurol Neurosci Rep, 2013, 13 (9): 375.

62. Feng JF, Liu J, Zhang XZ, et al. Guided migration of neural stem cells derived from human embryonic stem cell by an electric field. Stem Cell, 2012, 30 (2): 349-355.

63. Giacino JT, Whyte J, Bagiella E, et al. Placebo-controlled trial of amantadine for severe traumatic brain injury. N Engl J Med, 2012, 366 (9): 819-826.

64. Huang XJ, Mao Q, Lin Y, et al. Expression of voltage-gated sodium channel Nav1.3 is associated with severity of traumatic brain injury in adult rats. J Neurotrauma, 2013, 30 (1): 39-46.

65. Huang X, Li WP, Lin Y, et al. Blockage of the upregulation of voltage-gated sodium channel Nav1.3 improves outcomes after experimental

traumatic brain injury. J Neurotrauma, 2014, 31 (4): 346-357.

66. Gao GY, Jiang JY. Chinese Head Trauma Data Bank: effect of gender on the outcome of acute head trauma patients. J Neurotrauma, 2016.

67. Huang XJ, Li WP, Lin Y, et al. Blockage of the upregulation of voltage-gated sodium channel Nav1.3 improves outcomes after experimental severe traumatic brain injury. J Neurotrauma, 2014, 31 (4): 346-357.

68. Jia F, Yin YH, Gao GY, et al. MMP-9 inhibitor SB-3CT attenuates behavioral impairments and hippocampal loss after traumatic brain injury in rat.J Neurotrauma, 2014, 31 (13): 1225-1234.

69. Jia F, Mao Q, Liang YM, et al. The effect of hypothermia on the expression of TIMP-3 after traumatic brain injury in rats. J Neurotrauma, 2014, 31 (4): 387-394.

70. Jiang Y, Brody DL. Administration of Cog1410 reduces axonal amyloid precursor protein immunoreactivity and microglial activation after controlled cortical impact in mice. J Neurotrauma, 2012, 29 (13): 2332-2341.

71. Jiang J Y. Head trauma in China. Injury-international Journal of the Care of the Injured, 2013, 44 (11): 1453-1457.

72. Jiang JY. Mild-to-Moderate Hypothermia for Management of Severe Traumatic Brain Injury in China: History, Current Status, and Future.her Hypothermia Temp Manag, 2013, 3 (3): 120-121.

73. Jiang L, Zhong J, Dou X, et al. Effects of ApoE on intracellular calcium levels and apoptosis of neurons after mechanical injury. Neuroscience, 2015, 301: 375-383.

74. Jiang R, Dong W, Poon W S, et al. Effect of ATorvastatin On

Chronic subdural Hematoma（ATOCH）：a study protocol for a randomized controlled trial. Trials，2015，16（1）：528.

75. Jin Y，Lin Y，Feng JF，et al. Moderate hypothermia significantly decreases hippocampal cell death involving autophagy pathway after moderate traumatic brain injury. J Neurotrauma，2015，32（14）：1090-1100.

76. Jin Y，Lin Y，Feng JF，et al. Attenuation of cell death in injured cortex following post-traumatic brain injury moderate hypothermia：possible involvement of autophagy pathway. World Neurosurg，2015，84（2）：420-430.

77. Ladewig J，Koch P，Brüstle O.Auto-attraction of neural precursors and their neuronal progeny impairs neuronal migration.Nat Neurosci，2014，17（1）：24-26.

78. Lawrence DW，Comper P，Hutchison MG，et al.The role of apolipoprotein E episilon（ε）-4 allele on outcome following traumatic brain injury：A systematic review.Brain Inj，2015，29（9）：1018-1031.

79. Lei J，Gao GY，Jiang JY. Is management of acute traumatic brain injury effective? A literature review of published Cochrane Systematic Reviews. Chin J Traumatol，2012，15（1）：17-22.

80. Lei J，Gao GY，Jiang JY. Acute traumatic brain injury：is current management evidence based? An empirical analysis of systemic reviews. J Neurotrauma，2013，30（7）：529-537.

81. Lei J，Gao G，Mao Q，et al.Rationale，methodology，and implementation of a nationwide multicenter randomized controlled trial of long-term mild hypothermia for severe traumatic brain injury（the LTH-1

trial) .Contemp Clin Trials, 2015, 40：9-14.

82. Lei J, Wang L, Gao G, et al. Right median nerve electrical stimulation for acute traumatic coma patients. J Neurotrauma, 2015, 32 (20)：1584-1589.

83. Li J, Jiang JY. Chinese Head Trauma Data Bank：effect of hyperthermia on the outcome of acute head trauma patients. J Neurotrauma, 2012, 29 (1) ：96-100.

84. Li Q, Yang CH, Xu JG, et al. Cross-sectional study of craniocerebral trauma in a tertiary hospital after 2008 Sichuan earthquake：a brief report of 242 cases and experiences from West China Hospital. J Trauma, 2011, 70 (6) ：108-112.

85. Li T, Wang D, Tian Y, et al. Effects of atorvastatin on the inflammation regulation and elimination of subdural hematoma in rats.J Neurol Sci, 2014, 341 (1-2) ：88-96.

86. Lin Y, Pan Y, Shi Y, et al. Delivery of large molecules via poly (butyl cyanoacrylate) nanoparticles into injured rat brain. Nanotechnology, 2012, 23 (16) ：165101.

87. Lin Y, Pan Y, Wang M, et al.Blood-brain barrier permeability is positively correlated with cerebral microvascular perfusion in the early fluid percussion-injured brain of the rat.Lab Invest, 2012, 92 (11) ：1623-1634.

88. Lin Y, Wan JQ, Gao GY, et al. Direct hippocampal injection of pseudo lentivirus-delivered nerve growth factor gene rescues the damaged cognitive function after traumatic brain injury in the rat. Biomaterials, 2015, 69：148-157.

89. Maas AI, Menon DK, Lingsma HF, et al.Re-orientation of clinical research in traumatic brain injury: report of an international workshop on comparative effectiveness research.J Neurotrauma, 2012, 29 (1): 32-46.

90. Nagoshi N, Nakashima H, Fehlings MG. Riluzole as a neuroprotective drug for spinal cord injury: from bench to bedside. Molecules, 2015, 20 (5): 7775-7789.

91. Peng J, Deng Y, Chen F, et al. Validation of the Chinese version of the FOUR score in the assessment of neurosurgical patients with different level of consciousness. BMC Neurol, 2015, 15: 254.

92. Qi L, Cui X, Dong W, et al. Ghrelin protects rats against traumatic brain injury and hemorrhagic shock through upregulation of UCP2. Ann Surg, 2014, 260 (1): 169-178.

93. Qiu B, Xu S, Fang L, et al. Surgical strategies for neurological function preservation in severe brain contusion. TurkNeurosurg, 2012, 22 (3): 329-335.

94. Qu XD, Shrestha R, Wang MD. Risk factors analysis on traumatic brain injury prognosis. Chin Med Sci J, 2011, 26 (2): 98-102.

95. Roquilly A, Vourc'h M, Cinotti R, et al. A new way of thinking: hydrocortisone in traumatic brain-injured patients. Crit Care, 2013, 17 (6): 1016.

96. Rosenthal G, Furmanov A, Itshayek E, et al. Assessment of a noninvasive cerebral oxygenation monitor in patients with severe traumatic brain injury. J Neurosurg, 2014, 120 (4): 901-907.

97. Gomez-Sanchez CE. Adrenal dysfunction in critically ill patients. N

Engl J Med, 2013, 368 (16): 1547-1549.

98. Skolnick CK, Maas AI, Narayan RK, et al. A clinical trial of progesterone for severe traumatic brain injury. N Engl J Med, 2014, 371 (26): 2467-2476.

99. Stocchetti N, Andrews AI. Traumatic intracranial hypertension. N Eng J Med, 2014, 370 (22): 2121-2130.

100. Suehiro E, Koizumi H, Fujiyama Y, et al. Recent advances and future directions of hypothermia therapy for traumatic brain injury. Neurol Med Chir (Tokyo), 2014, 54 (11): 863-869.

101. Tempaku A, Yamauchi S, Ikeda H, et al. Usefulness of interventional embolization of the middle meningeal artery for recurrent chronic subdural hematoma: Five cases and a review of the literature. Interv Neuroradiol, 2015, 21 (3): 366-371.

102. Tian Y, Salsbery B, Wang M, et al. Brain-derived microparticles induce systemic coagulation in a murine model of traumatic brain injury. Blood, 2015, 125 (13): 2151-2159.

103. Verleye M, Buttigieg D, Steinschneider R. Neuroprotective activity of stiripentol with a possible involvement of voltage-dependent calcium and sodium channels. J Neurosci Res, 2016, 94 (2): 179-189.

104. Wang D, Li T, Wei H, et al. Atorvastatin enhances angiogenesis to reduce subdural hematoma in a rat model.J Neurol Sci, 2016, 362: 91–99.

105. Wang D, Li T, Tian Y, et al. Effects of atorvastatin on chronic subdural hematoma: A preliminary report from three medical centers. J Neurol Sci, 2013, 336 (1-2): 237-242.

106. Wang F, Yin H, Pan YH, et al. Effects of topic administration of nimodipine on cerebral blood flow following subarachnoid hemorrhage in pigs.J Neurotrauma, 2009, 30 (7) : 591-596.

107. Wen L, Lou H Y, Xu J, et al. The impact of cranioplasty on cerebral blood perfusion in patients treated with decompressive craniectomy for severe traumatic brain injury. Brain injury, 2015, 29 (13-14) : 1654-1660.

108. Wilson JR, Fehlings MG. Riluzole for acute traumatic spinal cord injury: a promising neuroprotective treatment strategy. World Neurosurg, 2014, 81 (5-6) : 825-829.

109. Wright DW, Yeatt SD, Silbergleit R, et al. Very early administration of progesterone for acute traumatic brain injury. N Engl J Med, 2014, 371 (26) : 2457-2466.

110. Wu X, Du Z, Yu J, et al. Activity of factor VII in patients with isolated blunt traumatic brain injury: association with coagulopathy and progressive hemorrhagic injury. The journal of trauma and acute care surgery, 2014, 76 (1) : 114-120.

111. Xiong Y, Mahmood A, Chopp M. Animal models of traumatic brain injury. Nat Rev Neurosci, 2013, 14 (2) : 128-142.

112. Yang CH, Li Q, Lan ZG, et al. Epidemiological features of 1 281 patients with head injuries arising from the 2008 Wenchuan earthquake. Chin J Traumatol, 2012, 15 (2) : 96-99.

113. YangCH, Li Q, WuC, et al.Decompressive craniectomy or not: intraoperative experience in 41 patients with severe traumatic brain injury. Chin J Traumatol, 2012, 15 (3) : 158-161.

114. Yang Z, Zhao TZ, Zou YJ, et al. Hypoxia Induces autophagic cell death through hypoxia-inducible factor 1alpha in microglia. PLoS One, 2014, 9 (5): e96509.

115. Yang Z, Zhao T, Zou Y, et al. Curcumin inhibits microglia inflammation and confers neuroprotection in intracerebral hemorrhage. Immunol Lett, 2014, 160 (1): 89-95.

116. Yu AY, Xu QH, Hu SL. Characteristics of a rat model of an open craniocerebral injury at simulated high altitude. Neuroreport, 2014, 25 (16): 1272-1280.

117. Yuan Q, Wu X, Hu J, et al. Effects and Clinical Characteristics of Intracranial Pressure Monitoring-Targeted Management for Subsets of Traumatic Brain Injury: An Observational Multicenter Study. Crit Care Med, 2015, 43 (7): 1405-1414.

118. Yuan Q, Wu X, Sun Y, et al.Impact of intracranial pressure monitoring on mortality in patients with traumatic brain injury: a systematic review and meta-analysis.J Neurosurg, 2015, 122 (3): 574-587.

119. Yuan Q, Wu X, Hu J, et al. Is Intracranial Pressure Monitoring of Patients With Diffuse Traumatic Brain Injury Valuable? An Observational Multicenter Study. Neurosurgery, 2016, 78 (3): 361–368.

120. Yuan F, Ding J, Chen H, et al. Predicting outcomes after traumatic brain injury: the development and validation of prognostic models is based on admission characteristics. J Trauma Acute Care Surg, 2012, 73 (1): 137-145.

121. Yuan Q, Wu X, Du ZY, et al. Low-dose recombinant factor VIIa for reversing coagulopathy in patients with isolated traumatic brain injury. J

Crit care，2015，30（1）：116-120.

122. Zhao HX，Liao Y，Xu D，et al. The value of intraoperative intracranial pressure monitoring for predicting re-operation using salvage decompressive craniectomy after craniotomy in patients with traumatic mass lesions. BMC Surgery，2015，15：111.

123. Zhou S，Wu H，Zeng C，et al. Apolipoprotein E protects astrocytes from hypoxia and glutamate-induced apoptosis. FEBS Lett，2013，587（2）：254-258.

特别致谢

　　本书的出版得到了我们的研究团队及以下各位同仁的支持，在此表示衷心的感谢！

（排名不分先后）：

万杰清　上海交通大学医学院附属仁济医院

王　东　天津医科大学总医院

王　宇　上海交通大学医学院附属仁济医院

王茂德　西安交通大学医学院附属第一医院

毛　青　上海交通大学医学院附属仁济医院

田　野　天津医科大学总医院

冯　华　第三军医大学西南医院

冯军锋　上海交通大学医学院附属仁济医院

刘劲芳　中南大学湘雅医院

江　涌　西南医科大学附属第一医院

江荣才　天津医科大学总医院

祁　磊　西安交通大学医学院附属第一医院

孙晓川　重庆医科大学第一附属医院

李　谷　浙江大学医学院附属第一医院

杨小锋　浙江大学医学院附属第一医院

杨朝华　四川大学华西医院

邱炳辉　南方医科大学南方医院

张　赛　武警后勤学院脑科医院

张建宁　天津医科大学总医院

张晓华　上海交通大学医学院附属仁济医院

陈　心　天津医科大学总医院

陈礼刚　西南医科大学附属第一医院

季　晶　江苏省人民医院

金义超　上海交通大学医学院附属仁济医院

贾　锋　上海交通大学医学院附属仁济医院

殷玉华　上海交通大学医学院附属仁济医院

高国一　上海交通大学医学院附属仁济医院

黄齐兵　山东大学齐鲁医院

梁玉敏　上海交通大学医学院附属仁济医院

傅　震　江苏省人民医院

温　良　浙江大学医学院附属第一医院

游　潮　四川大学华西医院

漆松涛　南方医科大学南方医院

樊翊凌　上海交通大学医学院附属仁济医院

潘耀华　上海交通大学医学院附属仁济医院

出版者后记
Postscript

　　1 年时间，365 个日夜，300 位权威专家对每本书每个细节的精雕细琢，终于我们怀着忐忑的心情迎来了《中国医学临床百家》丛书的出版。我们科学技术文献出版社自 1973 年成立即开始出版医学图书，40 余年来，医学图书的内容和出版形式都发生了很大变化，这些无一不与医学的发展和进步相关。

　　近几年，中国的临床医学有了很大的发展，在国际医学领域也开始崭露头角。以北京天坛医院牵头的 CHANCE 研究成果改写美国脑血管病二级预防指南为标志，中国一批临床专家的科研成果正在走向世界。但是，这些权威临床专家的科研成果多数首先发表在国外期刊上，之后才在国内期刊、会议中展现。如果出版专著，又为多人合著，专家个人的观点和成果精华被稀释。

为改变这种零落的展现方式，作为科技部所属的唯一一家出版机构，我们有责任为中国的临床医生提供一个系统展示临床研究成果的舞台。为此，我们策划出版了这套高端医学专著——《中国医学临床百家》丛书。"百家"既指临床各学科的权威专家，也取百家争鸣之义。

丛书中每一本书阐述一种疾病的最新研究成果及专家观点，按年度持续出版，强调医学知识的权威性和时效性，以期细致、连续、全面展示我国临床医学的发展历程。与其他医学专著相比，本丛书具有出版周期短、持续性强、主题突出、内容精练、阅读体验佳等特点。在图书出版的同时，还通过万方数据库等互联网数字平台进入全国的医院，让各级临床医师和医学科研人员通过数据库检索到专家观点，并能迅速在临床实践中得以应用。

在与专家们沟通过程中，他们对丛书出版的高度认可给了我们坚定的信心。北京协和医院邱贵兴院士说"这个项目是出版界的创新……项目持续开展下去，对促进中国临床学科的发展能起到很大作用"。北京大学第一医院霍勇教授认为"百家丛书很有意义"。复旦大学附属华山医院毛颖教授说"中国医学临床百家给了我们一个深度阐释和抒发观点的平台，我愿意将我的学术观点通过这个平台展示出来"。我们感谢这么多临床专家积极参与本套书的写作，他们在深夜里的奋笔，感动着我们，鼓舞着我们，这是对本套书的巨大支持，也是对我们出版工作的肯定，我们由衷地感谢！

在传统媒体与新兴媒体相融合的今天，打造好这套在互联网时代出版与传播的高端医学专著，为临床科研成果的快速转化服务，为中国临床医学的创新及临床医师诊疗水平的提升服务，我们一直在努力！

科学技术文献出版社

2016 年春

sham-TBI   mTBI

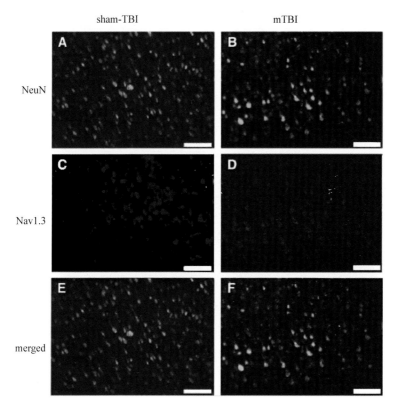

彩　插 1　Nav1.3 co-localization with the neuronal marker neuronal nuclei-specific antibody (NeuN) in the pericontusional area in the sham TBI group (A, C, and E) and mild TBI (mTBI) group (B, D, and F) at 2 h post TBI. Representative NeuN labeled cells (green in A and B), and Nav1.3-labeled cells (red in D), were seen within the photomicrographs. When double-stained for NeuN and Nav1.3, there were extensive Nav1.3 expressions on neural cell membranes in the mTBI group (F). However, the Nav1.3 expressions were hardly observed in the sham-TBI group (E). (Scale bars=100 μm).

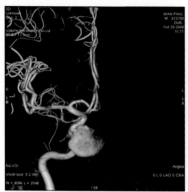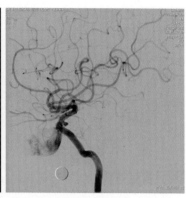

彩插 2　DSA 检查确诊为右侧颈内动脉创伤性动脉瘤

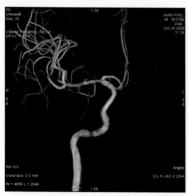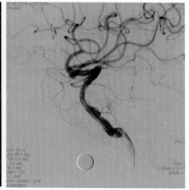

彩插 3　采用带膜支架治疗后造影显示：原有的动脉瘤不显影，颈动脉血流
通畅

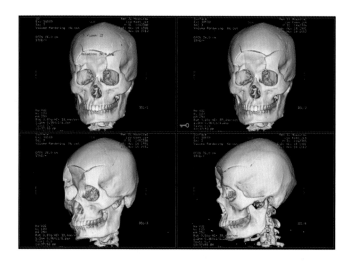

彩插 4　伤后 1 小时头颅 CT 三维重建：前颅乒乓球样凹陷性骨折

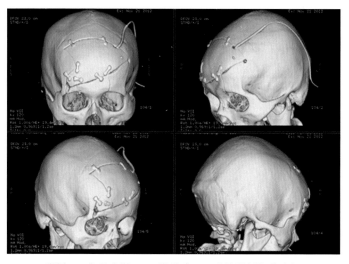

彩插 5　术后头颅 CT 三维重建：凹陷性骨折复位良好

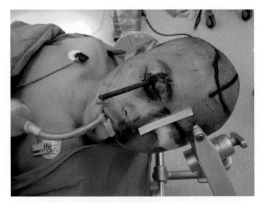

彩插 6　右眼眶钢筋外露

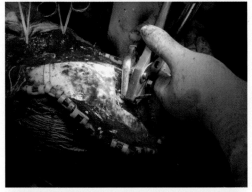

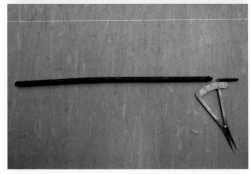

彩插 7　暴露颅内进颅钢
筋和枕部远端钢筋后，
直视下缓慢拔除钢筋